Psycho - logiques

Collection fondée par Philippe Brenot
et dirigée par Joël Bernat

Sans exclusives ni frontières, les logiques président au fonctionnement psychique comme à la vie relationnelle. Toutes les pratiques, toutes les écoles ont leur place dans Psycho - logiques.

Déjà parus

Claudine LEGUEIL BOURDIOL, *Promenade en violence. Et si l'agresseur était aussi une personne ?*, 2019.
Marie-France BLÈS, *S'adresser à l'autre, Regards croisés sur le langage de l'adulte, du bébé et de l'adolescent,* 2019.
Bernard MAROY, *La dépression et son traitement. Aspects méconnus*, Nouvelle édition, 2019.
Pierre DELMAS, *Petit traité de psycho-mythologie ou le pouvoir évolutif du mythe*, 2019.
Patrick ALARY, *Puisque je passais par là... De la psychiatrie de secteur à la réhabilitation polaire*, 2018.
Myriam NOEL-WINDERLING, *Vaincre vos traumatismes par la méthode IPSCi. Une histoire naturelle de la souffrance et de la guérison,* 2018.
Didier BOURGEOIS, *Le syndrome de Schopenhauer, Variante psycho-sociale des troubles du comportement à l'adolescence*, 2018.
Clément RIZET, *Les tentatives de suicide des adolescents. Du Négatif à la Subjectivation*, 2018.
Walter TRINCA, *les multiples visages du* self, *Traduit du brésilien par Pascal Reuillard*, 2018.
Sophia DUCCESCHI JUDES, *Anorexie mentale, Quand un père passe... et manque*, 2018.
Agnès VOLTA & Jean-Claude ROLLET, *Influence socioculturelle sur la souffrance psychique, Une question de place,* 2017.
Jean-Claude GRULIER, *Eugène Minkowski, philosophe de la psychiatrie*, 2017.

LA PSYCHIATRIE SINISTRÉE,
TOUJOURS

5-7, rue de l'École-Polytechnique, 75005 Paris

http://www.editions-harmattan.fr

ISBN : 978-2-343-18463-0
EAN : 9782343184630

Jean-Paul Descombey

La psychiatrie sinistrée, toujours

L'Harmattan

Du même auteur

Questions de garde pour l'oral de l'internat en médecine des hôpitaux psychiatriques (avec N. Beaufils), Maloine, 1966.

« Pratiques de secteur et idéologie de secteur, Banalisation ou spécificité du fait psychiatrique » in *Quelle psychiatrie, quels psychiatres pour demain ? Rapports aux journées d'Avignon*, Priva, 1983.

Alcoolique, mon frère, toi. L'alcoolisme entre médecine, psychiatrie et psychanalyse. Préface de Ch. Brisset. Lettre postface de Joyce Mc Dougall. Privat, 1965. 2e édition L'Harmattan, 1999.

Précis d'alcoologie clinique, Préface de D. Barrucand ; Dunod, 1995. 2e édition 1998. Edition italienne, Boria, 1996.

L'homme alcoolique. Préface de P. Fouquet, Odile Jacob. 1998.

L'économie addictive, Alcoolisme et autres dépendances, Dunod, 2005.

La psychiatrie sinistrée. Défense et illustration de la psychiatrie. L'Harmattan, 2006.

Ruben Schumann. Quand la musique œuvre contre la douleur, L'Harmattan, 2010.

Joyce Mc Dougall, clinicienne et théoricienne des addictions. Chez l'auteur.

Marx pour les nuls. Chez l'auteur.

Jean-Paul. La remise des cartes et autres récits. Chez l'auteur.

Avant-propos

Depuis quelque temps, des informations convergentes parviennent jusqu'au grand public, sur la situation alarmante dans laquelle la psychiatrie est parvenue, spécialement la psychiatrie publique. La presse, longtemps discrète sur ce sujet, malgré les cris d'alarme poussés par les organisations syndicales de médecins psychiatres et de soignants hospitaliers, en donne enfin un tableau réaliste et inquiétant.

Ainsi, *Le Monde*, « journal de référence », dans son n° 22 du 27 janvier 2018, y a consacré plusieurs pages, dont « la une ». Si on ne peut que se réjouir de voir l'omerta levée, et dévoilée la place enfin donnée à une situation qui revêt l'aspect et l'importance d'un véritable sinistre, on est en droit de se demander pourquoi ces informations viennent si tard, et qu'est-ce qui a pu provoquer ce qui a été une incontestable rétention d'informations, tant de la part de la presse, des médias, que du côté des responsables politiques et administratifs.

Une autre particularité de cette situation catastrophique est qu'elle impose un bilan-réquisitoire, concernant les causes déterminantes de cette dégradation. Mais ce réquisitoire à charge semble être essentiellement dirigé, non sur ces responsables politiques, de diverses colorations idéologiques qui ont gouverné la santé et la psychiatrie pendant des décennies, mais le plus souvent à l'encontre de l'avis des professionnels opérant en psychiatrie. Ceci au point que la situation a même été qualifiée de « crise de la psychiatrie », crise interne dont ceux qui y travaillent seraient les seuls responsables ; et ceci bien qu'ils n'aient cessé de crier « casse-cou » aux « autorités ». Plus, il semble que les psychiatres universitaires, qui sont chargés de l'enseignement de la psychiatrie, n'avaient pas manifesté un grand enthousiasme, ni participé activement, lors des années fertiles en avancées importantes, d'une importance jamais atteinte dans toute l'histoire de la psychiatrie. Et certains de ces universitaires participent maintenant avec zèle à ce réquisitoire ; celui-ci va jusqu'à accuser ces avancées (sectorisation, psychothérapie institutionnelle, apports de la psychanalyse, remaniement profond des formations des professionnels) d'être responsables de cet état sinistré de la psychiatrie ; accusation qui incrimine, dans le déterminisme de cette dégradation, en quelque sorte, d'une manière générale, une voie erronée qu'auraient fait prendre à la psychiatrie ses propres professionnels irresponsables[1].

C'est ainsi que paraît alors un ouvrage co-écrit par deux professeurs de psychiatrie, les docteurs Marion Leboyer et Pierre-Michel Llorca, sous l'égide de l'Institut Montaigne : *Psychiatrie : l'état d'urgence*, ouvrage qui a le mérite d'exprimer aussi clairement que possible cette position critique. Pour ces auteurs, l'état sinistré présent de la psychiatrie résulte, consiste en une pure aberration à la fois technique, scientifique, idéologique et, dans ce réquisitoire, l'impasse est délibérément et totalement faite sur les orientations imposées par oukases par les autorités politico-administratives : économies forcenées, coupes sombres dans les moyens matériels et de personnel, fermeture irresponsable d'un nombre considérable de lits, gestion « gestionnante » purement comptable et à courte vue de l'hôpital comme « hôpital-entreprise », etc., le tout ruinant les avancées des années créatrices, dont, en particulier, le fonctionnement transversal des équipes pluridisciplinaires de soin ; et tout cela sous la houlette d'un échelon administratif supplémentaire et coûteux : les super préfectures sanitaires que sont les Agences régionales de la santé.

Alertée dès sa prise de fonctions, sur cette situation de la psychiatrie, la nouvelle ministre de la Santé, le professeur

1 Cette attitude vis-à-vis de ce qu'on a appelé la « révolution psychiatrique » a fait parler, aussi, par humour noir, à ce sujet, de « réaction thermidorienne ».

Buzyn, propose alors, non un énième « plan psychiatrie », mais quelques mesures d'urgence qu'elle estime répondre aux remarques et revendications des professionnels de la psychiatrie. Mais il semble bien que ces mesures ressemblent étrangement aux mesures-solutions que, pendant des années, lesdits professionnels se sont vus recevoir des autorités, et qui ont amené la psychiatrie là où elle en est. Il y a peu de chances que ces mêmes professionnels se trouvent satisfaits et rassurés des mesures proposées par leur nouvelle ministre.

Mais il y a plus, ou pire : les milieux choisis par la ministre pour présenter en premier ses mesures ont tout lieu d'inquiéter. L'association opérant autour de la revue *L'Encéphale* n'apparaît pas comme représentative de la psychiatrie en action, et encore moins son aile marchante. À l'origine lieu de travail et d'expression d'un des maîtres les plus prestigieux, encore que quelque peu marginal, de la psychiatrie, Julian de Ajuriaguerra, et sa « bande » opérant sous un nom basque, « *batia* », qui signifie « la maison », cette revue est devenue le refuge de la psychiatrie la plus académique, étroitement médicale, calquée sur les pratiques somaticiennes (« M.C.O. »[2]), voire organicistes (le sigle « Encéphale » se trouve là pour bien assumer cette option). Le public auquel la ministre a réservé la primeur de son programme d'urgence constitue, dans le champ de la psychiatrie, un monde particulier orienté vers des thérapeutiques essentiellement médicamenteuses, et en matière de psychothérapie, « tout sauf la psychanalyse ».

Et c'est dans le même esprit que sont nés deux organismes destinés à piloter la recherche en psychiatrie. L'exposé des motifs et les exemples de recherches à promouvoir sont éloquents concernant leur orientation idéologique, et ceci de façon assez caricaturale : génétique, immunologie, neurosciences, imagerie médicale, statistique,

2 Médecine, chirurgie, obstétrique.

psychologie cognitive, les « techniques connectées », soit tout sauf la psychopathologie, et même la clinique. Il semble que ces organismes sont en passe de se voir attribuer le label officiel, voire exclusif. L'un, « FONDA mental », créé et piloté par les professeurs Leboyer et Llorca, serait voué à la psychiatrie générale, l'autre (professeur Gorwood) voué à l'alcoologie, l'addictologie. On y relèvera, et ce n'est pas particulier à cette seule fondation, la tendance à « noyer le poisson alcoolisme » dans la vaste mer des addictions.

À ce dernier sujet, il est justifié de se montrer inquiet. En effet, et c'est là le mérite courageux de la ministre, car celle-ci a déclaré publiquement : « DU POINT DE VUE DE LA SANTÉ PUBLIQUE, le vin est un alcool comme les autres », ce en quoi elle assumait parfaitement son rôle de ministre de la Santé. Mais cette intervention publique fut suivie immédiatement d'une autre intervention publique : celle du président qui, lors de sa venue au salon de l'agriculture, verre en main, déclara : « Je bois chaque jour, midi et soir, un verre de vin. » Outre la grossièreté de Macron faisant publiquement la leçon à sa ministre de la Santé, médecin, en citant l'aphorisme vulgaire de Pompidou : « Cessons d'emmerder les Français avec ça », on se fiche éperdument, par ailleurs, de la consommation personnelle du président (sauf si, addict à l'alcool, il devenait inapte à sa fonction), consommation qui n'a aucun rapport avec le problème de l'alcoolisme en France. En cela, il commet une faute grave en banalisant un des plus graves problèmes de santé publique. Et, plus grave, il ne s'agit pas d'une simple erreur par ignorance, mais d'une faute politique : Macron proclame aussi que, président, il s'opposera à tout amendement aggravant la loi Evin, engagement qu'il avait déjà pris lors de la campagne présidentielle. Mais il y avait eu, aussi, des amendements qui, au contraire, vidaient d'à peu près tout contenu et efficacité ladite loi, amendements adoptés par les parlementaires, suite aux pressions de lobbyings effectuées... par une lobbyiste réputée, qui n'est autre que l'actuelle conseillère en agriculture du président. Ceci explique-t-il cela ? En tout cas, pour couronner le tout, *Le Monde* annonce que le « plan addiction » récemment adopté en sourdine, donne la part du pauvre... à l'alcoolisme. Et cette actualité fournit l'occasion, en marge, d'une pétition franchouillarde en faveur du vin, « élément incontournable de la culture française », occasion, aussi, de s'esbaudir en prenant connaissance des personnalités initiatrices ou signataires de la pétition, lesquelles assortissent le patronyme de madame Buzyn d'une série de noms d'oiseau.

Il ne faut pas croire qu'on veut ici dédouaner notre corps professionnel des erreurs et fautes techniques et politiques qu'il a pu, effectivement, commettre, en donnant tous les torts au corps politico-administratif, choisi comme bouc-émissaire unique. Je rappellerai le chapitre « Responsabilité des psychiatres » de mon livre *La psychiatrie sinistrée* (2007), et y ajouterai, en une sorte de mise à jour de notre bêtisier, les dernières bévues en date.

Mais critiquer ne suffit pas ; encore faut-il proposer des solutions, des vraies ; pour le moment, on se contentera de dire que celles-ci peuvent consister en la suite de celles que les propositions de madame la ministre ont éludées.

Chapitre I
La psychiatrie sinistrée (2e épisode[3])

L'état sinistré de la psychiatrie, longtemps (pendant 2 à 3 décennies !) méconnu, occulté pour des motifs politico-économiques et « gestionnaires » obscurément intentionnels, a pris de telles proportions catastrophiques que l'omerta qui régnait a, par force, été finalement rompue. C'est *Le Monde*, « journal de référence » qui, dans son numéro du 27 janvier 2018, s'est chargé de cette levée publique[4] :

« PSYCHIATRIE : LE CRI D'ALARME DES SOIGNANTS »

Titre en « cinq colonnes à la une », détaillé en cinq sous-titres, tous aussi alarmants :

- D'Agen à Lyon, *Le Monde* a interrogé les professionnels du secteur psychiatrique. Ils dénoncent le manque de moyens ;
- Les conditions d'hospitalisation des malades sont critiquées. Le recours à la chambre d'isolement et aux mesures de contention se banalise ;

---

3 Référence à mon livre *La psychiatrie sinistrée. Défense et illustration de la psychiatrie*, 2007, L'Harmattan.

4 J'aurais volontiers inséré ici la photocopie de cette « Une ». Mais un précédent fâcheux m'y a fait renoncer. Lors de l'édition de mon livre *La psychiatrie sinistrée* à L'Harmattan, j'avais demandé au journal *Le Monde* l'autorisation d'y reproduire comme document la lettre d'un patient soigné à Sainte-Anne et intitulée, dans *Le Monde*, « Ne touchez pas à l'hôpital psychiatrique ». La réponse fut une autorisation sous condition du versement d'« un montant de droits de 200 euros ». J'ai refusé, estimant indigne d'une conception ouverte de l'information le versement de droits pour la reproduction, non d'un article, d'ailleurs, mais d'un courrier émanant d'un lecteur du journal.

- Quinze mille lits ont été supprimés. De nombreux postes de médecins ne sont pas pourvus. Lassés, des praticiens démissionnent ;
- « Je ne suis qu'un garde-fou », témoigne un infirmier, en poste à Agen. « Nous n'avons plus les moyens et la motivation d'être soignants » ;
- « C'est une discipline qui s'est paupérisée », admet Agnès Buzyn, ministre de la Santé, qui annonce, vendredi 2 février 2019, un plan.
    - On notera seulement, pour le moment, la formule curieuse de la ministre : « s'est paupérisée », le « s'est » donnant à penser que c'est la psychiatrie elle-même qui, de son propre chef, se serait administrée, elle-même, cette cure de famine ! Ceci exonérerait du même coup les décideurs politico-administratifs (« des noms ! ») de la responsabilité de cette paupérisation.

Si on peut, évidemment, se féliciter du fait que la psychiatrie ait enfin droit à autre chose qu'un entrefilet en rez-de-chaussée de la nième page, on est quand même sidéré, quand on est « du métier », de voir l'annonce de cette catastrophe présentée comme un « scoop » inopiné, surprenant, de dernière heure. Car cela fait déjà des années que cette dégradation par inanition a commencé, dans l'indifférence, généralement. Les autorités, qui auraient pu et dû, les premières, pousser ce cri d'alarme (le Conseil de l'Ordre des médecins, le Comité national d'éthique), n'ont jamais même envisagé de le faire. Le corps médical dans son ensemble n'a pas manifesté son inquiétude et la solidarité qu'on eût pu attendre de lui vis-à-vis de confrères d'une branche de la médecine en grande difficulté. Cette branche, la psychiatrie, qu'un dirigeant syndical qualifiait de « Juifs de la médecine », on feignait de ne pas la voir souffrir, sans se rendre compte qu'après la psychiatrie, frappée la première, ce serait le tour des autres branches de la médecine de subir ce sort. Nous y sommes.

Et ce n'est pas faute d'avoir été alertée, si la presse, dans son ensemble, en a si peu et si mal parlé. Des dirigeants syndicaux, des responsables de sociétés scientifiques, des personnalités en vue de la psychiatrie, en leur nom personnel, n'ont pas manqué de l'alerter, arguments et documents à l'appui, comme ils le devaient ; peine perdue, car le silence est la meilleure façon d'étouffer un problème, ou de s'épargner les devoirs pénibles d'une argumentation. Mais si, par exception, le cri d'alarme venait à percer le mur du silence, c'était pour voir qualifier ces fâcheux lanceurs d'alerte de « Cassandres catastrophistes » (*sic*). Au besoin, paraissait un article d'un prétendu « économiste de la santé »[5] venant minimiser les faits au point de les escamoter : « Il ne faut pas exagérer, généraliser. » Mais le plus souvent, c'était le silence, le plus efficace des étouffoirs. D'où l'effet « *scoop* » de janvier 2018.

Personnellement, j'ai adressé au *Monde*, en 2007 (il y a onze ans !), un de mes livres au titre explicite : *La psychiatrie sinistrée. Défense et illustration de la psychiatrie* (L'Harmattan). Envoi qui n'a même pas reçu d'accusé de réception. Une lettre résumant l'ampleur, déjà, du désastre, reçut, elle, de monsieur J.-Y. Nau, des remerciements assortis d'un : « Malheureusement, l'abondance actuelle des évènements, etc., ne nous permet pas, etc. »

Si, il faut citer une exception, « honorable » ! : *Le Monde* a publié des extraits d'une lettre que je lui avais adressée, relatant l'« incident » suivant : visitant à Toulouse les ruines de l'usine AZF après son explosion, messieurs Jospin, Premier ministre, Douste-Blazy, ancien ministre, Kouchner, ministre, alors, de la Santé, les deux derniers « médecins *in partibus* », ces notabilités ne franchirent pas la route qui

5 Je ne nomme personne, les intéressés se reconnaîtront.

séparait l'usine sinistrée de l'hôpital psychiatrique Gérard Marchand, situé juste en face, hôpital sinistré lui aussi par le souffle de l'explosion, comme j'ai pu le constater moi même : des lits métalliques avaient traversé des cloisons ! Voilà qui en dit long sur l'intérêt et l'attention portés à la psychiatrie par des « responsables », dont deux « médecins ». Je ne sais ce qui a décidé la rédaction à publier cet entrefilet, de « fait divers ». Mais c'est une exception heureuse dont il faut se féliciter.

Et si, maintenant, on daigne prêter attention à ce sinistre accompli des hôpitaux psychiatriques, c'est parce que ce sont, cette fois, les soignants, infirmiers, etc., qui poussent des hurlements et perturbent la vie sociale. Quand c'étaient des médecins psychiatres qui se mettaient en grève pour les mêmes raisons, tout le monde s'en foutait ; on ne s'en apercevait même pas, comme le faisait remarquer, pour une fois avisé, un monsieur Sarkozy, car ces médecins, par souci éthique, continuaient à soigner bien qu'étant « en grève ».

Et maintenant que les ruines sont en évidence, exposées sur scène, il est impossible de se défiler. Mais que va-t-il en sortir, le *scoop* passé ?

o

o o

Je reproduis ici la lettre que j'ai adressée au *Monde*, après la parution de son titre sur cinq colonnes à la une, ainsi que la réponse du responsable, au journal, du courrier des lecteurs. Comme on le voit, son contenu vaut son pesant d'or : on m'y remercie de mes « remarques » (*sic*) ; je ne sais ce que le signataire pense des vérités assez durement exprimées que ces « **remarques** » contiennent sur la manière dont « le journal de référence » a assumé par le passé sa mission d'information sur le désastre de la psychiatrie, parce que, en fait, cette lettre de réponse n'y fait aucune allusion, tout en se déclarant « très attentif aux **points de vue** (re-*sic*) exprimés par les **lecteurs** ». À suivre, au cas où le journal donnerait une suite à ce coup d'éclat. Mais c'est déjà un événement, et positif, que *Le Monde*, en sus de ses cinq colonnes à la une, consacre deux pleines pages à l'évènement : « La psychiatrie en grande souffrance », un article bien documenté, grâce aux informations recueillies auprès d'un de nos collègues du Syndicat des psychiatres des hôpitaux, et d'infirmier(e)s de plusieurs hôpitaux ; et un entretien avec madame le professeur Agnès Buzyn, ministre de la Santé, qui admet l'ampleur et la gravité des dégâts, et présente les cinq mesures principales qu'elle préconise.

Je reproduis aussi la lettre que j'adresse à la ministre, dans laquelle je critique lesdites mesures, dans leur insuffisance et leur visée en partie « à côté de la plaque » ; ainsi que trois documents : la photocopie de la page de couverture de mon livre *La psychiatrie sinistrée* (2007), dont j'ai envoyé un exemplaire à la ministre, qui m'en a fait parvenir un accusé de réception, visiblement par sa secrétaire[6], j'ignore si elle l'a lu et ce qu'elle a pu en penser. En tout cas, elle ne répond pas à ma proposition de lui communiquer la critique que je fais des mesures qu'elle propose. Autre document : un texte personnel, publié dans la revue *L'Information Psychiatrique*, texte se voulant au départ humoristique, sur les pratiques de l'« évaluation »[7], mais auquel la suite des évènements a substitué le caractère d'un réalisme dramatique. Enfin, un article de la revue *L'Information Psychiatrique*, qui résume bien, et apprécie visiblement le contenu de mon livre sur « la psychiatrie sinistrée ».

Paris, le 5 février 2018

---

6 La lettre, signée en principe par la ministre, m'appelle « docteur », ce qui ne se fait pas, habituellement, entre confrères !

7 L'insuffisance numérique de critères d'évaluation de la qualité des pratiques était un des sujets traités dans ses propositions de critères d'évaluation.

Monsieur le directeur
Le Monde

Monsieur le directeur,

Cinq colonnes à la une dans le numéro du *Monde* du 27 janvier 2018 : « Psychiatrie : le cri d'alarme des soignants », avec cinq sous-titres plus alarmants les uns que les autres...

Fallait-il se réjouir que « le journal de référence »[8] sonne enfin le tocsin sur ce terrible sujet ? ... ou être au contraire saisi par la colère ?

Car depuis bientôt des décennies (1983-2018), des responsables qualifiés de syndicats de psychiatres, notamment hospitaliers, d'associations scientifiques, et des personnes ayant, comme moi-même, des responsabilités dans ces associations et dans un service hospitalier, n'ont pas manqué d'alerter le journal qu'ils estimaient le plus propre à informer le public sur ces problèmes. Le plus souvent, ils n'avaient en réponse pas même reçu un accusé de réception. Je me souviens par contre d'une réponse de monsieur J.-Y. Nau, me remerciant pour les informations fournies, mais regrettant que, vu l'abondance des sujets importants... Jamais, dans les rares fois où il y eut mention dans *Le Monde* de « problèmes » dans les services de psychiatrie, l'information ne fut à la mesure de la catastrophe qui faisait plus que s'annoncer ; généralement venait rapidement une « mise au point » de quelque autorité, je pense par exemple à des doctes énoncés de management venant de monsieur de Kervasdoué, nommé directeur des hôpitaux en fonction de sa formation d'ingénieur agronome et du génie rural, qui nous vantait la merveille de systèmes de santé d'outre-

8 Dont je suis lecteur quotidien, depuis mes quatorze ans, depuis sa fondation fin 1944.

Atlantique au moment même où, là-bas, on les abandonnait comme étant des échecs.

En 2007, j'adressai au *Monde* un de mes livres intitulé, déjà, *La psychiatrie sinistrée. Défense et illustration de la psychiatrie* ; je n'ai pas souvenir que ce que ce livre décrivait et dénonçait comme un sinistre ait provoqué quelque écho dans le journal. Je n'ai pas souvenir d'ailleurs non plus d'avoir reçu quelque accusé de réception de cet envoi. On y révélait pourtant l'imposture, lisible dans le texte même, du « plan pour la psychiatrie » d'un certain monsieur Douste-Blazy, alors ministre. Le livre comportait aussi un chapitre dans lequel je me permettais de me livrer à une autocritique, celle de mon corps professionnel en particulier, concernant nos insuffisances, malgré tout, de vigilance vis-à-vis des politiques officiellement menées. Je n'ai pas entendu parler d'une autocritique des « autorités » concernant leur responsabilité dans le désastre désormais patent.

Mais voilà qu'en première page, aujourd'hui, la catastrophe est présentée comme si c'était un *scoop* de dernière heure. L'information, ça ne saurait se limiter à constater la triste réalité des faits quand ils sont dès lors accomplis ; mais peut-être s'agit-il surtout de rendre compte des craquements déjà perceptibles, annonciateurs, déjà, de la débâcle à venir. Mais quand les gens qui, sur le terrain, la voyaient venir, le criaient, ils se faisaient traiter de « Cassandres catastrophistes ».

Aujourd'hui, à côté d'une page où médecins et autres soignants exposent la réalité toute crue, vous ouvrez une page à la nouvelle ministre ; elle y annonce douze mesures inspirées, dit-elle, des remarques et revendications exprimées par les représentants de toute la psychiatrie. La lecture et l'analyse, pour le moment, de la seule[9] énumération fournie

---

9 Je me propose, pour exhaustive information, comme je l'avais fait pour le « plan Douste-Blazy », de me procurer et d'analyser l'exposé original, intégral, des « douze mesures ».

par le journal (« Les mesures ») montre que c'est un ensemble de mini-mesures, sans commune... mesure avec l'ampleur des dégâts ; elles font douter qu'elles correspondent réellement aux réclamations des professionnels dont la ministre déclare d'ailleurs « s'inspirer », sans plus. Elle veut visiblement rassurer, mais je crains et suis même sûr qu'elle provoquera l'irritation desdits professionnels, car ils reconnaîtront dans ses propositions, mesures et commentaires, ce qu'ils entendent depuis des décennies. Les « mesures Buzyn », sans être, comme les « mesures Douste-Blazy », un jeu de bonneteau, ne résolvent pratiquement rien, puisque, loin de revenir sur des décisions et orientations néfastes, elles ne visent qu'à préserver l'existant, qui est catastrophique, c'est-à-dire à le conserver, le conserver tel après pillage. Je prépare une suite à mon livre sur la psychiatrie sinistrée, avec trois parties : l'analyse des mesures Buzyn, montrant qu'elles ne résolvent rien ; la réponse à l'interview de la ministre, montrant qu'elle n'a pour but que d'endormir la colère, mais que son effet risque d'être dévastateur ; enfin, un essai d'analyse de fond du problème. J'en tiendrai les bonnes feuilles à votre disposition.

Faut-il rappeler (ou apprendre, à ceux qui ont réussi à l'ignorer), que ceux qui travaillent en psychiatrie ont pu espérer, a deux reprises, avec deux ministres de la Santé différents, qui montraient intérêt et intelligence pour la psychiatrie, que la chose allait enfin être traitée avec sérieux ; ils ont vu ces deux ministres être virés rapidement et sans explication : c'étaient feu monsieur Ralite, communiste, et madame le docteur Barzac, gynécologue, amie de monsieur Chirac. Je n'aborderai pas le cas du ministre Kouchner puisqu'après de belles promesses, il avala vite son chapeau, et plus « parce qu'affinités ».

La situation à laquelle on est parvenu nécessite de vraies mesures de redressement. Le public des citoyens qui en reçoit, directement ou indirectement, l'impact, a droit sur ces deux points à une information complète et non biaisée. Ce serait à l'honneur de la presse de l'assumer.

Bien sincèrement,

Docteur J.-P. Descombey
Psychiatre honoraire des hôpitaux
Psychanalyste

Paris, le 3 février 2018

Madame la ministre et chère consœur,

Cinq colonnes à la une sur *Le Monde* du 3 janvier : « Psychiatrie : un cri d'alarme des soignants » ; je vous fais grâce des cinq sous-titres, plus alarmants les uns que les autres. Plût aux dieux que « le journal de référence » ait gratifié la psychiatrie et ceux qui y travaillent d'un pareil titre... mais on aurait pu l'espérer il y a dix ou quinze ans. Dès cette époque, maint praticien, individuellement, dont moi-même, ou les responsables des syndicats de praticiens hospitaliers, ou de sociétés scientifiques, écrivaient au même journal, lançant déjà le même « cri d'alarme » ; hélas, *vox clamantis in deserto* ; pas même d'accusés de réception, mais, en réponse, le plus souvent, des « mises au point » (?) des autorités administratives, voire ministérielles, qui « faisaient la part des choses », c'est-à-dire minimisaient l'ampleur des dégâts, traitant les lanceurs d'alerte de « Cassandres catastrophistes » (*sic*). L'Ordre, en principe garant de l'éthique, pourtant informé, était muet. Nos collègues d'autres disciplines médicales, également : c'était un non-évènement, et nous n'étions, selon le mot d'un de nos dirigeants syndicaux, que « les Juifs de la médecine », premières victimes en attendant le tour des autres...

Praticien m'approchant de la fin de carrière, je rédigeai et publiai, en 2007, un livre[10] faisant l'historique des progrès lents, difficiles, mais réels de la psychiatrie, et la destruction rapide, « en marche », déjà, de toutes ces avancées. J'y joignais la reproduction d'articles antérieurs (1974-2003), traitant des grands problèmes rencontrés par la psychiatrie en marche. Livre adressé au ministre d'alors, à la presse (« Je vous remercie, etc. »), et le volume aussitôt rangé sur une étagère... ou pire... Seule la principale revue de psychiatrie y consacrait un article, d'ailleurs très élogieux[11], mais visiblement de portée confidentielle.

Et voilà que, fin janvier 2018, on « découvre » les faits, les signalant quasiment comme un *scoop* de dernière heure ! Et le même journal de référence demande à la nouvelle ministre que vous êtes depuis un an, son avis sur le drame. Visiblement consciente de la gravité de la situation, vous répondez aux questions, espérant rassurer les praticiens aux prises avec la réalité, quant à l'avenir à espérer pour la pratique des soins. Mais je crains que la lecture de cette interview par mes collègues et autres soignants ait l'effet inverse ; car ils trouveront comme moi, dans vos propos, la répétition de ce qu'ils ont entendu des autorités pendant des années, voire, déjà, des décennies (1983-2018), quand ils criaient casse-cou.

Si cela vous intéresse, je me permettrai de vous adresser des remarques sur les diverses réponses que vous faites au journaliste, dans cette page du *Monde*. Ici, je me limiterai, comme exemple, à ce que m'inspire votre phrase-clé : « Il y a trop peu d'indicateurs de qualité en psychiatrie. » Mais il y a une histoire des essais d'introduction de tels indicateurs et autres « échelles d'évaluation ». En particulier, celle de la tentative (tentation ?) d'appliquer le P.M.S.I. à la psychiatrie ;

---

10 *La psychiatrie sinistrée. Défense et illustration de la psychiatrie*, L'Harmattan, 2007.

11 Je vous le joins, avec un exemplaire du livre.

à savoir une expérimentation sur plusieurs secteurs (volontaires), étude test sur plusieurs années, fort coûteuse, requérant le service de statisticiens, polytechniciens, administrateurs, praticiens complaisants. La montagne technologique a accouché d'une souris, implacable : « Le P.M.S.I. n'est pas applicable à la psychiatrie, car non congruent avec elle », souris qui était parfaitement (et économiquement !) très prévisible par la simple expérience empirique des praticiens, et annoncée par eux-mêmes avant l'expérience. Exit donc le P.M.S.I. prometteur.

Mais des indicateurs, fournis, non par les praticiens (mais par qui ?), furent utilisés. Le plus nocif fut la « durée moyenne de séjour », la plus courte étant censée (pour de pas si obscurs motifs d'économie) valoriser les meilleurs services ; imposture médicale, et prime offerte aux tricheurs, car, hélas, ceux-ci existent. L'humour noir étant la consolation du désespéré, je rédigeai un jeu-test d'évaluation des services[12] qui, hélas, n'avait même plus la qualité de fiction humoristique. Moralité, ce n'est pas la QUANTITÉ des indicateurs de QUALITÉ, mais leur QUALITÉ, précisément, leur adéquation à la clinique et la pratique psychiatriques, qui importe. Encore faudrait-il les connaître et les reconnaître.

Avant de finir cette longue lettre, je voudrais, au cas où vous lui auriez accordé votre attention, vous dire qui je suis, « d'où je parle », comme disent les cuistres : un clinicien praticien qui s'est efforcé, malgré les pires difficultés, de faire face à ses devoirs envers les malades et le service public. Et pas un de ces zygotos rêveurs d'un « gauchisme psychiatrique »[13], de l'« anti-psychiatrie du pauvre » (en

---

12 Que je vous joins ; publié dans *L'Information Psychiatrique* sans mon autorisation au moment où je postulais pour la chefferie du service le plus prestigieux de Sainte-Anne !

13 L'expression est de moi, et je l'assume.

esprit), ou de ces habitués du « délire para-freudien des jeunes analysés »[14].

Dans mon livre, si vous y jetez un œil, je n'incrimine pas seulement « les politiques », responsables ET coupables, les administratifs qui se croient gestionnaires, et ne sont que de « petits comptables », à très courte vue, immédiate, mais aussi ma corporation (un chapitre dans le livre !). Mais je ne peux supporter que nos manquements et nos insuffisances servent à escamoter la responsabilité, écrasante, des autorités qui ont mené la psychiatrie, spécialement publique, là où elle en est. Si nous sommes capables, nous, d'autocritique, nous avons attendu en vain celle des « décideurs » qui ont introduit le double *numerus clausus*, supprimé les internats psychiatriques et le diplôme d'infirmier de secteur psychiatrique, organisé la réduction carrément criminelle du nombre de lits de psychiatrie, et j'en passe... Mais nous avons vu à la T.V. la ministre, co-signataire des décrets et décisions, s'indigner qu'« un pays développé comme le nôtre en vienne à manquer de médecins » (*sic*). À l'opposé, nous avons, brièvement, connu deux ministres qui manifestaient intérêt et intelligence pour la psychiatrie ; l'un, communiste, monsieur Ralite ; l'autre, amie fidèle de monsieur Chirac, madame le docteur Barzac, gynécologue. Tous deux ont été limogés rapidement, et sans explication.

Même dans les situations difficiles, voire tragiques, on veut garder espoir. De quel côté de ces deux sortes de ministres pencherez-vous ?

Bien confraternellement,

Docteur J.-P. Descombey

14 De même, et par analogie avec la « la maladie des jeunes porchers », jeunes dans le métier.

Jean-Paul DESCOMBEY

LA PSYCHIATRIE SINISTRÉE
Défense et illustration de la psychiatrie

Au grand public, pour qu'il soit informé, aux politiques, aux technocrates, aux journalistes, pour leur rappeler ce qu'ils ont ignoré, ou plus grave, ce qu'ils se sont empressés d'oublier, aux psychiatres, pour qu'ils continuent de résister sur leurs positions professionnelles et éthiques. Aux patients et à leurs familles, pour qu'ils ne désespèrent pas.

« Regardez travailler les bâtisseurs de ruines
Ils sont riches, patients, ordonnés, noirs et bêtes
Mais ils font de leur mieux pour être seuls sur terre
Ils sont au bord de l'homme et le couvrent d'ordures
Ils plient au ras du sol des palais sans cervelle. »
Paul Éluard
Cours naturel, 1936

Psychanalyse et civilisations

L'Harmattan
5-7 Rue de l'École polytechnique
75 005 Paris

ISBN : 978-2-55-14262-1
EAN : 9782259614425 21

L'Information Psychiatrique, 2008 ; n° 3 ; 84 ; pp. 261-265.
Rubrique coordonnée par M. Audisio et J.-P. Liauzu.

LA PSYCHIATRIE SINISTRÉE
Descombey J.-P.
Paris : L'Harmattan, 2007

En une dizaine d'années, la psychiatrie de service public a quitté un exercice qui avait peu évolué depuis le début du XXe siècle pour une perspective nettement désaliénante, malgré des moyens insuffisants et mal répartis. C'est ce que Jean-Paul Descombey va qualifier de « Révolution psychiatrique », de la critique de l'asile faite par les plus éclairés des médecins des hôpitaux psychiatriques, jusqu'à la naissance de la psychiatrie institutionnelle.

C'est en historien et en témoin que Jean-Paul Descombey va explorer l'ensemble des nouvelles pratiques désaliénantes, tout comme les corpus théoriques de référence, où la psychanalyse a joué le rôle majeur, peut-être trop exclusif, que nous savons. Les lendemains qui auraient dû chanter ont hélas déçu et l'auteur va aborder ce qu'il désigne comme « l'ère de la régression et de l'asphyxie », qu'il fait débuter en 1980. Régression aux facteurs multiples : effondrement de la démographie médicale, disparition du diplôme d'infirmier de secteur, économisme éradiquant, antipsychiatrie, ambivalence d'une société qui stigmatise la folie, soupçonne les psychiatres d'être liberticides, et leur reproche de laisser divaguer les insensés.

Dans un chapitre particulièrement brillant, Jean-Paul Descombey parle de la responsabilité des psychiatres dont il dénonce la fuite en avant à travers une absurde théorisation de la disparition quasi totale de l'hospitalisation psychiatrique, faute d'avoir su l'adapter et la théoriser, tout comme aussi l'utilisation erronée de la psychanalyse dans ce qu'il nomme avec humour « délire para freudien des jeunes analysés ». Le mauvais sort qui a été fait à un projet de création d'une fondation autonome pour la recherche en psychiatrie éclaire bien la difficulté de notre discipline à se structurer.

La critique détaillée du plan de psychiatrie et santé mentale de 2005 montre que Jean-Paul Descombey l'a bien lu, ce qu'en fait assez peu de psychiatres se sont donné la peine de faire. S'il lui reconnaît quelques avancées sur des points pratiques, il souligne des effets d'annonce et ne partage pas l'analyse de fond de ce plan, qui laissait entendre que la question démographique en psychiatrie n'est pas tant celle du nombre de psychiatres que celle de leur répartition dans l'hexagone (et peut-être du désintérêt pour le service public, compte tenu de ce qu'il devient). La philosophie de la première ligne, conduisant à insérer les médecins généralistes dans le parcours de soins, est fustigée.

La dernière partie de cet ouvrage est constituée d'une passionnante documentation intitulée « Textes à l'appui ». Elle témoigne de tous les engagements de Jean-Paul Descombey, véritable promenade éclairée dans l'histoire de la psychiatrie contemporaine, de la grève des services de psychiatrie de l'hôpital d'Eaubonne en 1974, à l'externement arbitraire (1993), en passant par la lutte contre l'utilisation abusive de la psychiatrie à des fins de répression politique.

Autant dire, mais vous l'avez compris, que l'hôpital-entreprise n'est pas la tasse de thé de Jean-Paul Descombey. Si on peut peut-être lui faire le reproche d'éclairer trop positivement (comme cela l'avait été lors des États généraux de la psychiatrie à Montpellier) la période allant des années 1950 aux années 1980 (les « 30 pas si glorieuses que ça », dit souvent Thierry Trémine), ce nouvel opus doit être lu par ceux qui s'intéressent à la psychiatrie de service public, et c'est une chance pour ceux qui veulent mieux comprendre l'histoire de la psychiatrie, que Jean-Paul Descombey, avec sa verve et sa passion raisonnée, se soit attelé à cette tâche.

I.P.

JEU-TEST
à la manière d'un hebdomadaire connu

I. L'évaluation est

O le but du travail de soin ;

O un moyen d'évaluer le travail de soin ;

O un moyen de répartir les crédits de secteur ;

O un moyen de réguler les dépenses de santé ;

O un moyen d'apprécier la capacité du médecin-chef à se faire valoir.

II. Une bonne DMS hospitalière peut être obtenue *ad optimum*

O en se débarrassant des malades chroniques en dehors du département, voire hors de l'hexagone (Belgique) ;

O en comptant toutes les permissions comme sorties ;

O en refusant les malades qui refusent de guérir ;

O en faisant sortir les malades après 8 à 15 jours et en les réhospitalisant « pour bilan » ;

O en multipliant les hospitalisations inutiles, et, en praticien consciencieux, en les faisant sortir après 24 heures.

III. Une bonne file active est obtenue au mieux

O en comptabilisant toute personne autoritairement convoquée en tant que parent plus ou moins proche d'un patient ;

O en comptant, non les présents, mais les convoqués ;

O en ajoutant les personnes partenaires de la communauté contactées par le secteur ;

O en convoquant en chaque fin d'exercice, pour le mois de janvier, les patients perdus de vue depuis 3 mois, et en les comptant sur la file active de l'exercice suivant, qu'ils aient ou non répondu à la convocation ;

O en comptabilisant les contacts téléphoniques.

IV. Le nombre de visites à domicile doit inclure

O les VAD avec rencontre du patient ;

O les VAD où les soignants se voient refuser l'entrée du domicile du patient ;

O les visites systématiquement faites après tout « signalement d'un patient potentiel ;

O les tournées de soignants-piqueurs pour les injections de neuroleptiques-retard ;

O les venues de soignants aux réunions des appartements associatifs (en multipliant le nombre de soignants par le nombre de patients-locataires).

Comptez les cases que votre pratique vous permet de cocher.

Si vous avez entre 0 et 5, changez de métier, faites un recyclage en comptabilité ou en école de commerce, mais vous êtes visiblement peu doué pour cela.

Si vous avez entre 6 et 10, il y a quelque chose qui ne va pas dans votre secteur, mais cet archaïsme de fonctionnement peut être décelé en utilisant les services d'une agence de communication.

Si vous avez entre 11 et 15, continuez dans cette voie, et vous aurez quelque chance de vous voir attribuer les moyens de base pour un travail de secteur. Mais si vous en restez à ce niveau, ces moyens risquent de vous être à jamais refusés.

Si vous avez entre 16 et 20, vous êtes peut-être un piètre clinicien-thérapeute, mais vous êtes aussi un *golden boy* très performant et opérationnel de la nouvelle psychiatrie. Encore un effort, et vous êtes bien placé pour le prix Nobel.

Envoyez vos réponses à la revue. Nombreux prix. Les deux premiers consisteront en une année sabbatique offerte par la réunion des ministres de la Santé de l'Europe des 12[15] dans les deux pays dont ils prônent l'exemple : l'Italie et la Grande-Bretagne. Un travail d'épidémiologie sera demandé aux lauréats : mortalité des malades mentaux, développement de la vente des camisoles de force à domicile, flux des malades psychotiques vers les prisons...

Nous publierons prochainement la réponse de notre collègue Jean Naiplusquetoi, reçue dès la diffusion de notre jeu-test, assuré d'être en tête du classement vu le score obtenu dès maintenant, et qui dépasse largement les 20 points prévus comme le maximum.

P.C.C. J.-P. Descombey
(publié dans *L'Information Psychiatrique*)

Ministère des Solidarités et de la Santé

Paris, le 06/03/2018

La ministre
Cab/CR/DB A 007888

Docteur,

Vous avez bien voulu m'adresser un exemplaire de votre ouvrage *La psychiatrie sinistrée.*

Je tiens à vous remercier de la transmission de votre livre dont je prendrai connaissance avec attention.

Je vous prie d'agréer, docteur, l'expression de ma considération distinguée.

Agnès BUZYN

15 Stockholm, 1985.

Docteur Descombey
Aux bons soins des éditions L'HARMATTAN
5-7 rue de l'École Polytechnique
75005 Paris

14, avenue Duquesne. 75 350 Paris SP 07

LE MONDE
Franck Nouchi
Médiateur

Monsieur Dominique Buffier
Responsable du courrier des lecteurs

Paris, le 20 juin 2018

Cher lecteur,

Nous avons bien reçu votre lettre du 5 février concernant les conditions de travail en psychiatrie et nous vous remercions de nous avoir fait part de vos remarques.

Nous sommes très attentifs aux points de vue exprimés par nos lecteurs, soyez sûr que votre courrier a été transmis à la rédaction du service France.

En vous priant de bien vouloir accepter nos excuses pour le retard mis à vous répondre.

Monsieur Dominique Buffet
SOCIÉTÉ ÉDITRICE DU MONDE

Chapitre II

L'état présent de la psychiatrie selon madame la ministre Buzyn et les mesures qu'elle préconise[1]

I. Pour savoir (un peu) ce qu'est la psychiatrie

Freud aimait citer l'histoire du
petit cheval de Shelda :
« Les habitants du village possédaient en
commun un petit cheval qu'ils
aimaient beaucoup. Mais ils trouvaient
aussi qu'il leur coûtait beaucoup, et ils
décidèrent de retirer chaque jour un grain
de sa portion d'avoine. Mais un
beau jour, le petit cheval est mort. Les
villageois se réunirent et discutèrent
pour savoir pourquoi il était mort. »
Et Freud de conclure :
« Je crois qu'il est mort de faim. »

Pourquoi écrire un texte de plus, prétendant décrire ce qu'est la psychiatrie ? Pour de multiples raisons qu'on énoncera ici.

La première de ces raisons est de perception immédiate : dans les propos tenus sur la psychiatrie, en particulier jusque par des personnes investies d'une certaine

1 Nous ne publions ici que notre analyse critique de cette interview et des mesures préconisées, et non le texte même de l'interview, ceci à notre grand regret. Mais on a vu précédemment pourquoi.

autorité, disons pour se limiter aux évènements récents, par exemple notre nouvelle ministre, madame le professeur Buzyn, les professionnels opérant en psychiatrie ne reconnaissent pas l'activité de psychiatrie qui est la leur. Cela donne un sentiment d'étrangeté, éventuellement inquiétant, comme celui d'un autre monde. Cela s'est spectaculairement montré lors d'une émission de T.V. mettant en confrontation la ministre avec des professionnels, psychiatres ou infirmières ; l'une d'elles a su dire à la ministre, en restant courtoise, mais fermement, que, visiblement, elle ne connaissait rien de ce qu'est la psychiatrie. Et la ministre de rester coite ; intelligente, elle n'avait pas d'autre possibilité, sinon c'eût été le massacre. Ce qui nous amène à la deuxième raison.

Cette deuxième raison est qu'effectivement, la plupart des personnes qui parlent de la psychiatrie semblent bien, en fait, n'en rien connaître. Et pas seulement les journalistes et gens des médias, qui, de par leur fonction qui est d'informer sur l'actualité, sont amenés à parler un peu de tout et de n'importe quoi, mais ce travers peut affecter jusqu'à des personnes faisant autorité même en matière de médecine ; je citerai à ce propos trois exemples aussi éclatants que déconcertants ; ceux de grands messieurs de la médecine, tels que les éminents professeurs Debré, Hamburger, ou Jean Bernard. Ceux-ci, jouissant d'une notoriété mondiale justifiée dans leur spécialité, mais étant totalement ignorants de ce qu'est la psychiatrie, ils n'en n'ont pas moins énoncé de façon péremptoire à son sujet de soi-disant vérités premières. Citons-les, afin que l'incroyable se révèle s'être quand même bien produit.

Le professeur Debré déclara un jour que les psychiatres ne connaissaient « même pas » l'existence de « la schizophrénie phényl-pyruvique ». Pour la bonne raison que cette maladie n'existe pas, sous ce nom en tout cas, et que le grand pédiatre a confondu schizophrénie et oligophrénie (arriération, débilité mentales) phényl-pyruviques.

Le professeur Hamburger affirma un jour que « la psychiatrie est une somme d'ignorances » (*sic*). Certes, la psychiatrie ignore encore beaucoup de choses, mais si on avait interrogé monsieur Hamburger sur le trésor clinique accumulé depuis le XIXe siècle par les écoles classiques, surtout germaniques et françaises de psychiatrie, cet examen aurait eu un résultat consternant..., un constat d'ignorance.

Le professeur Jean-Bernard déclara un jour qu'avec l'introduction de l'électro-encéphalographie (alors la technique de pointe !), les constructions de la psychiatrie s'écrouleraient et n'auraient plus qu'un intérêt pré-historique. Pareille affirmation choquante venant d'un grand esprit aurait valu, émise par un étudiant passant un examen de clinique, à ce malheureux candidat une invitation à repasser l'épreuve après une sérieuse mise au point de ses connaissances, tant pareille affirmation est aberrante, aussi bien sur le plan des faits que sur celui de l'épistémologie médicale. Voilà ce qui se produit quand, même les plus grands esprits se mêlent de parler de sujets qu'ils ignorent à peu près totalement.

Deux autres exemples viennent confirmer cette surprenante constatation, ceux de deux types d'I.G.A.S.S.[2] observés dans leur manière fort différente d'effectuer leur mission d'inspection dans des établissements de santé. L'un, l'inspecteur général Vaille, qui reste une semaine entière dans les hôpitaux et cliniques qu'il inspecte, afin de bien réaliser le travail qui s'y accomplit, les méthodes employées avec leurs réussites et leurs échecs, le style des rapports des soignants avec les patients, tout cela avant de porter un verdict de bonnes ou mauvaises pratiques, de bon ou mauvais management. Ainsi, le voit-on séjourner, habiter une semaine à la clinique de La Borde, à Cour-Cheverny, ou à l'hôpital général à Eaubonne (95), ce dernier où son exigence

2 Inspecteurs Généraux des Affaires Sociales.

de séjour prolongé a étonné (« pas habituel »), voire inquiété, et même presque indigné ! À l'opposé, deux I.G.A.S.S. viennent au C.H.G. d'Orsay, y passent à peine une demi-journée (plus une visite nocturne d'une unité de soins), et ont conclu par un rapport qui n'a apparemment pas grand... rapport avec ce qui se passe dans les services visités, rapport qui donne même l'impression d'avoir été rédigé avant même leur visite. Leur préoccupation, dans un esprit managérial, était de déceler, dans la liste des malades hospitalisés, les « inadéquats » (dont l'hospitalisation serait jugée non justifiée ou par trop prolongée), ou de montrer que les effectifs de personnel soignant seraient suffisants.

Une troisième raison, et on passe alors du sentiment d'étrangeté à celui de colère, est effectivement, que, si personne ne s'aviserait, ne s'auto-autoriserait à porter des jugements, sur des disciplines comme la chirurgie vasculaire ou l'endocrinologie sans en avoir la moindre notion, tout le monde semble se croire autorisé à disserter sur la psychiatrie, ses pratiques, etc. Ceci sans doute du fait que le domaine de celle-ci est l'humain, la personne malade, ses problèmes et difficultés dans la vie. Ce qui est certes exact, et pèse dans l'activité technique d'un poids encore plus grand que dans toute autre pratique médicale, au point que cette différence d'ordre quantitatif aboutit, quant à la nature, la structure même de la discipline psychiatrique, à un changement qualitatif. La psychiatrie n'est pas une discipline médicale comme les autres, mais cela n'autorise pas à se comporter vis-à-vis d'elle comme si, en la matière, une sorte de bon sens simplet y suffisait, sans qu'il soit nécessaire d'avoir recours à des connaissances, des techniques spécifiques. Sinon, pour traiter les malades mentaux, il suffirait de les catéchiser de Raison, de bon sens. On s'en est aperçu devant l'absurdité finale de certaines prescriptions d'« experts » auto-proclamés[3] ; ainsi en est-il des slogans dits « de bon sens » pour la lutte contre l'alcoolisme tels que « faites usage de modération ! ». Le paradoxe est que ces élucubrations viennent de partisans absolus par ailleurs de pratiquer en psychiatrie une rigueur basée sur les critères en cours dans les disciplines médicale, chirurgicale, obstétricale. Et il ne s'agit pas ici, de notre part, d'une sorte d'élitisme, fait d'une caste se réservant la possession du savoir au détriment du *vulgum pecus*. La vulgarisation est chose noble : Paul Langevin pouvait enseigner la relativité à un public d'ouvriers ; mais cela suppose une excellente maîtrise du sujet et un savoir-faire pédagogique éprouvé : savoir repérer les difficultés propres à tel public.

Quatrième raison : contrairement à ce qu'on peut croire, et que certains veulent actuellement réinstituer, la psychiatrie, telle que sa pratique et sa théorie, son idéologie l'ont construite, n'est pas une discipline médicale comme les autres. Elle ne saurait se réduire à une maladie du cerveau, qu'elle est quand même de fait. Certes, une tradition anatomo-clinique persiste depuis qu'on a connu les lésions anatomo-histologiques, l'agent microbien causal, le tréponème pâle de la paralysie générale, démence syphilitique. Mais l'organicisme qui s'en réclame n'est qu'une théorie que maints praticiens récusent. Bien avant l'apparition révolutionnaire de la psychanalyse, un immense thésaurus de psychopathologie, d'origines surtout allemande et française, s'est constitué, qui reste valable malgré les justes

3 On pense, par exemple, à certains slogans « maison » du ministère, prétendant combattre efficacement l'addiction alcoolique : « faites usage de modération », proposé à des sujets dépendants, « esclaves de la quantité » (de M'Uzan), ou « un verre, ça va... ». Tous les slogans pour le lancement desquels les experts annuellement convoqués par la D.G.S. (j'avais l'honneur d'en être avec quelques collègues et copains) n'avaient pas été consultés.

critiques portées sur une nosographie par trop fixiste et aux cloisons par trop étanches, il constitue le socle inaltérable[4], central, de la discipline. L'anthropologie moderne comme classique et depuis les philosophes antiques, conçoit l'espèce humaine, l'homme, comme un être social (« *homo politicus* »). Et cette « socialité » de l'être humain ne lui vient pas comme une réalité extérieure plaquée sur lui, la psychologie génétique, de l'enfant (Wallon) la montre au contraire comme agissant au cœur même de l'individu. Et cela ne peut que se manifester dans la clinique des diverses affections mentales. C'est pourquoi le professeur Michel Raynaud a eu raison de dire que le champ de la psychiatrie est bio-psycho-social. Mais on verra qu'en « haut lieu », on ne tient pas trop compte, trop souvent, de cette complexité faite d'éléments indissociables.

Cinquième raison : l'ignorance en matière de psychiatrie porte de façon particulière et spécialement préjudiciable sur l'histoire de la psychiatrie, l'histoire de sa constitution comme discipline particulière. Et la connaissance de cette histoire devrait mener à la constatation d'orientations contradictoires issues de pratiques différentes.

La psychiatrie publique, asilaire, depuis le « grand renfermement des XVIIIe-XIXe siècles, s'est exercée essentiellement dans des « asiles », « un par département » selon la loi de 1838 réglementant, limitant les internements, et mettant fin à la pratique arbitraire des lettres de cachet et de l'Interdiction (cf. Balzac). L'aliéniste était surtout un observateur hors pair, sorte de « jardinier-botaniste de la folie ». Malgré quelques avancées introduites progressivement, la thérapeutique restait mineure, réduite bientôt aux opiacés, aux barbituriques et aux « thérapies de choc », sismothérapie et cure de Sakel à l'insuline. Mais cela

4 Bien qu'importée des États-Unis, avec les DSM, soit survenue, massivement, une tendance à faire fi de ces apports au bénéfice d'une clinique beaucoup plus sommaire.

restait peu ou prou limité aux cas d'évolution aiguë, par crises. La plus grande partie des patients étaient (et restent !) d'évolution chronique. Et sur cette chronicité immobilisatrice se greffait comme une deuxième maladie liée à la stagnation asilaire. Toutefois, même en ces débuts, des réactions humanitaires liées à des innovations techniques se produisaient, telle celle de Pinel « libérant les fous de leurs chaînes »[5]. On introduisait, contre l'inoccupation, la passivité, ergo et sociothérapies. Et ceci dès avant-guerre. Ou c'était le docteur Toulouse créant, dans Sainte-Anne, « l'Hôpital Henri Rousselle », premier « service libre » où l'on pouvait être soigné sans être interné. Et dès avant l'apparition des médicaments psychotropes, se préparait (« Groupe de Sèvres », groupe « Baïta d'Ajuriaguerra »), puis s'instituait ce qu'on a appelé la « Révolution psychiatrique », qui a pris corps effectif dans l'enthousiasme de la libération[6]. Cela était constitué de quatre piliers essentiels :

1°) Le secteur psychiatrique, soit une équipe soignante pluridisciplinaire (médecins, infirmier(e)s, psychologues, travailleurs sociaux, etc.) et mixte, chargée de l'accueil et des soins au long cours de tous les malades aigus ou chroniques des deux sexes, issus d'une population de 60 à 70 000 habitants traités en hôpital et en institutions extra-hospitalières.

2°) La psychothérapie institutionnelle, c'est-à-dire la prétention de traiter comme un malade l'hôpital psychiatrique asilaire, iatrogène en partie, pour le rendre apte à soigner ; transversalité des équipes pluriprofessionnelles à l'opposé des hiérarchies rigides et clivantes (médecins/ infirmières) ; analyse des contre-attitudes individuelles ou de

5 Loin des images d'Épinal, cette réponse de Pussin, infirmier-chef de Pinel, à la question du patron : « Que faites-vous devant un agité ? » – « Je le détache, monsieur ».

6 Beaucoup de psychiatres asilaires étaient communistes, avaient été résistants.

groupe ; pratique des réunions soignants/soignés, des clubs, etc.

3°) Utilisation de la psychanalyse, non tant dans ses techniques classiques, mais dans son appareil théorique, dynamique, économique, topique ; avec innovations techniques (groupes, thérapies familiales, etc.).

4°) Introduction des médicaments psychotropes, facilitant grandement les innovations ci-dessus, et permettant l'abord psychothérapique de malades jusque-là inabordables. Avant que Deniker utilise le Largactil en monothérapie, les psychiatres du Val-de-Grâce l'avaient utilisé en association, sur les conseils de Laborit[7].

Mais ce qu'il faut retenir de cette révolution psychiatrique, c'est qu'elle ne fut pas imposée par oukase administratif ni conçue par quelque personnalité géniale, mais élaborée au sein même de l'asile par les médecins et soignants d'avant garde[8], bientôt suivis malgré quelques oppositions et réticences. Mais on verra qu'à cette période créatrice succéda une régression dont on aura l'occasion de parler.

Parallèlement, furent instituées des chaires d'enseignement de la psychiatrie, intégrées aux C.H.U. lors de la réforme Debré. Mais la vie et le fonctionnement de ces services universitaires de psychiatrie n'évoluèrent pas de façon identique. Ils n'ont participé aux piliers de la révolution psychiatrique que pour la psychopharmacologie ; les psychiatres universitaires, pour le moins réticents pour la plupart vis-à-vis du secteur, se sont déchargés des obligations qu'il implique, sélectionnant leur clientèle (écrémage éliminant les malades chroniques, dits « difficiles », ou refusant de guérir), en raison, disait-on, des

7 Une anecdote significative : célébrant Deniker et l'introduction du Largactil, un hommage fut organisé à Sainte-Anne, mais on avait oublié d'y inviter Laborit...

8 Balvet, Bonnafé, Tosquelles à Saint-Alban, Daumézon à Fleury-les-Aubrais, Le Guillant à Villejuif, Sivadon à Ville-Evrard, etc.

obligations d'enseignement et pour lequel ne seraient nécessaires que de « beaux malades » réputés « typiques » ; la psychothérapie institutionnelle était, aux C.H.U., la grande absente, méconnue ; quant à la psychanalyse, jugée peu ou pas scientifique du tout, elle a surtout été stimulatrice aux C.H.U. de la création, en réaction d'une foultitude de « psychothérapies » de divers ordres, pourvu qu'elles ne soient pas psychanalytiques... D'où une tendance préférentielle pour l'organicisme et à l'alignement réducteur de la psychiatrie sur la médecine. Mais la psychiatrie universitaire pouvait se targuer d'excellence (les concours de sélection), les ex « asilaires » ayant pour prétention, eux, d'assumer tous les malades, et ceci au long cours.

On peut déplorer ce clivage entre deux psychiatries différentes, mais c'est un fait qui a eu des conséquences, politiques mêmes : une Fédération française de psychiatrie avait été créée, pour constituer une organisation unique groupant toutes les organisations syndicales, scientifiques, etc., ayant à faire avec la psychiatrie, organisation capable de constituer un interlocuteur unique, non divisible face au pouvoir, comme il existe en Angleterre un Royal College. Mais les psychiatres universitaires, qui ne pouvaient y faire la loi à eux seuls face à diverses organisations, quittèrent la Fédération. Nous en sommes là au moment où la psychiatrie, déjà sinistrée, est exposée aux plus graves dangers. Il semble que la ministre ait consulté pour avis ses collègues universitaires et pas la Fédération.

Sixième raison : l'actuelle réaction ministérielle à l'état présent de la psychiatrie ressemble étrangement à ce que les professionnels ont entendu, depuis des décennies, venant des « autorités », en réponse à leurs cris d'alarme. Comment ce paradoxe est-il possible ?

Du fait des progrès impressionnants survenus à la fin du XXe siècle dans tous les domaines de la médecine, il est devenu impossible, pour une personne, à elle seule, de maîtriser l'ensemble de ces disciplines. Le médecin interniste, clinicien moderne, ne peut rester tel que par une collaboration avec des collègues de diverses disciplines. Et pour la ministre qu'est le professeur Buzyn, l'ignorance de certains domaines ne saurait constituer une faute, car c'est tout simplement un fait inévitable.

Le choix des indispensables conseillers, leur compétence, sont alors décisifs pour orienter des politiques. Mais une association satellite du Parti socialiste, vouée à la réflexion sur les problèmes de la médecine, avait comme références un néphrologue et un psychiatre connus pour leurs idées rétrogrades tant au plan médical que politique. Et j'ai dû rencontrer le responsable, au Parti socialiste, pour les domaines de la médecine, et suis sorti de cette confrontation épuisé et effaré de son incompétence. Dans une association scientifique où j'ai eu des responsabilités, le travail sur « l'évaluation des pratiques » a été confié à une chercheuse fondamentaliste qui n'avait aucun contact avec les patients. L'absence d'expérience serait-elle devenue critère d'objectivité ? Ou, plus que la compétence, ce serait le copinage, politique ou personnel, qui serait décisif ?

Enfin, l'absence, dans l'examen de la situation présente, de toute référence historique au passé, sous couvert de ne pas le ressasser, et de se tourner plutôt vers l'avenir et l'action, est très préjudiciable. Le constat même de la situation est alors faussé. Car il ne s'agit pas ici de simple stagnation, d'immobilisme destructeur de la psychiatrie. Il s'agit d'une véritable régression. Et ce mot ne doit pas être entendu sur le mode d'une vision passéiste et pessimiste (« c'était mieux avant »). Régression donc, car pendant deux voire trois décennies, auparavant, s'était produit, non sans peine, difficultés, obstacles et luttes, un progrès comme la psychiatrie, à l'instar d'autres disciplines médicales, n'en n'avait connu depuis des siècles.

Je ne me fais aucune illusion minimisante sur l'ampleur de la tâche. Je sais que l'attitude vis-à-vis de la folie ne pose pas seulement problème en médecine, psychiatrie, mais sur un plan général, sociétal, anthropologique, touchant tous les domaines de la vie humaine. On cherche par tous les moyens, les plus curieux, magiques, voire stupides, de laisser à distance folie et psychiatrie, de s'en désintéresser jusqu'au jour où elles viennent vous concerner directement, vous ou un proche. Et trop souvent dans nos discussions sur la psychiatrie, le non-professionnel se trouve souvent dans une position bien particulière, qui peut se comparer avec celle de quelqu'un qui, en entendant parler dans une langue que lui-même ignore totalement, essaierait alors de rendre compte de ce qu'il a entendu, en reproduisant les sons, mais ceux-ci étant complètement découplés, privés de leurs liens avec quelque sens que ce soit. L'auteur semble alors parler de quelque chose dont il ignore une face essentielle, son sens, mais il ignore qu'il l'ignore. Il a résolu à sa manière, mutilante, le dilemme de Richard Strauss : « *Primo la parole o primo la musica.* »

II. Commentaires sur les mesures en faveur de la psychiatrie préconisées par madame le professeur Buzyn, ministre de la Santé, communiquées par elle au journal *Le Monde*

L'analyse de ces propositions s'avère nécessaire, car, bien que ne se ravalant pas au niveau d'imposture en trompe-l'œil que revêtait le « Plan Douste-Blazy », le plan de madame la ministre paraît, pour une part, fait de « mesurettes » qui ne sont pas à la… mesure des dégâts à réparer. En effet, les mesures visent seulement à conserver, sous prétexte de protéger l'existant actuel des « moyens », état qui est dès lors catastrophique : c'est ce qui reste après massacre, pillage, etc. Pour une autre part, ce sont des mesures générales qui restent dans le flou. Et ce qui plombe, ce qui apparaît comme un rafistolage, c'est un plan de panique ne reposant guère sur une analyse de la situation (cf. plus loin l'interview de la ministre), et parfois même sur une simple connaissance de ce qu'est la réalité de la psychiatrie française à l'aube du XXIe siècle.

La première mesure-solution apparaîtrait, relativement, comme la plus judicieuse. Celle d'un stage obligatoire en psychiatrie de tout étudiant en médecine, stage ayant pour but de donner à tout futur médecin la connaissance nécessaire des problèmes inhérents à la psychiatrie. Stage, certes, et non vernis livresque sans rapport avec la réalité clinique et pratique. Mais ce stage, dans quel esprit et en quel lieu ? Permettez qu'on soit pour le moins méfiant dans le cas où ces stages devraient être l'apanage exclusif des services universitaires réputés seuls enseignants depuis qu'on a mis fin à l'enseignement collégial de psychiatrie instauré par le ministre Edgar Faure après 1968. Ce n'est pas être sectaire et acteur d'une guerre de classes entre services universitaires et non universitaires que de rappeler que le type de pratique et l'idéologie (j'insiste à dessein sur ce mot auquel je ne donne pas, pour ma part, un sens péjoratif) desdits services universitaires ne reflètent pas la psychiatrie, sa pratique, dans toute son ampleur, sa continuité chronique des soins qu'impose la chronicité[9] clinique. Et il faut reconnaître que la plupart des psychiatres de C.H.U. n'ont pas admis[10], au

---

9 La chronicité n'est pas comme ceux qui ignorent tout de la réalité des affections psychiatriques, un vilain défaut, la marque d'un échec, d'une insuffisance dans le traitement des affections psychiatriques (névrotiques, psychotiques, perverses, ou autres), mais une caractéristique clinique, évolutive de ces affections. Tout autant qu'il en est, en médecine interne, pour le diabète, ou l'anémie de Biermer. C'est ce caractère évolutif, clinique, pratiquement universel, qui a été le fondement et la justification de l'instauration de la politique de secteur.

10 C'est ce qui explique que, lors de la création d'une association de défense de la psychiatrie pratiquée en hôpital général (et non en C.H.S.), des psychiatres universitaires refusèrent que dans l'intitulé

fond, d'être soumis comme les autres praticiens de psychiatrie aux obligations des missions de secteur : assumer la continuité des soins à TOUS les types de malades. Or, refuser cette obligation, c'est ne pas être représentatif de ce qu'est la psychiatrie, ses pratiques, ses difficultés. Et ceci à fortiori si on se soucie des rapports de la psychiatrie avec la communauté, la vie sociale d'un territoire, où se trouvent impliqués médecins de ville comme centres hospitaliers.

Au risque de paraître peu confraternel, je dirai que ne devraient enseigner la psychiatrie que les praticiens qui refusent de n'enseigner que sur des malades sélectionnés par un écrémage éliminant les malades les plus représentatifs de la population psychiatrique à soigner.

Pour illustrer ce principe qui pourrait, sinon, paraître abstrait et rigide, je donnerai trois exemples de pratiques difficilement compatibles avec un enseignement donnant une vision réaliste, représentative de l'éventail des pathologies.

Un patient est hospitalisé dans un service d'un C.H.U. parisien pour une dépression sévère : P.M.D. ou *borderline* ; après bilan diagnostique et indication d'un antidépresseur adapté à son cas, il est fait sortant au bout d'une semaine ; mais comme l'hospitalisation, protectrice, lui avait permis de « se lâcher », il est alors, cliniquement, plus déprimé qu'à son entrée à l'hôpital. Un membre de sa famille, médecin, en avertit le service ; le malade est ré-hospitalisé... pour deux mois... pendant lesquels il sera changé plusieurs fois de traitement, et ne verra jamais un médecin, seul à seul dans

---

des statuts, figure la mention « psychiatrie de secteur ». L'argument à l'appui de ce refus était... que les charges d'enseignement devaient amener à dégager les psychiatres de C.H.U. du poids des malades chroniques, quitte à limiter l'enseignement à la présentation de « beaux malades », c'est-à-dire la partie la plus petite, voire exceptionnelle, de la « clientèle psychiatrique ».

un bureau, et devra se contenter de la visite traditionnelle de tout le staff du service. Je ne pense pas que c'est ce qu'on doit montrer de la psychiatrie à un stagiaire futur médecin.

Une éminente collègue d'un C.H.U. de la région parisienne demande à son collègue chef de service dans un hôpital général de la même région s'il peut hospitaliser et suivre un de ses malades, psychotique, schizophrène, et sa mère, arguant que des raisons de sécurité lui rendaient impossible de les garder hospitalisés dans son propre service de C.H.U. situé dans un hôpital général ; cliniquement, c'était un épisode aigu lors duquel, après un passage à l'acte incestueux, le patient avait défénestré sa mère, « sans gravité, précisait le professeur, car la mère ne souffrait que d'une fracture au poignet », et le fils faisant ensuite plusieurs tentatives de suicide. Pour justifier ce changement de lieu de traitement, la collègue arguait que ces patients avaient de la famille dans le territoire du secteur sollicité. Réponse du collègue sollicité : 1°) moi aussi je travaille dans un hôpital général, les cloisons, dans mon service, sont en Isorel... 2°) nous assumons, pour notre part, tous les malades du secteur, sans exception. Je ferai, quant à moi, la même remarque pédagogique que pour le cas précédemment cité.

Dans un service célèbre, existait un rituel d'enseignement consistant en la présentation quasi solennelle, en grand amphi, par les internes, de malades soigneusement choisis pour leurs caractéristiques cliniques démonstratives, à condition, était-il précisé, que le malade ne devait tenir aucun propos touchant à la politique, la religion, ou la sexualité, ce qui réduisait certes l'éventail des malades délirants présentables... Les internes estimaient que dans cette présentation se jouait leur avenir dans le service (comme chef de clinique, etc.). Un détail tragi-comique : on gardait dans le service, pour les besoins de démonstration, un vieux patient affecté d'un syndrome érotomaniaque. L'interne en situation se sentait gêné de présenter ce patient pour la nième fois. Le patient, gentiment, le rassura : « Ne vous en faites pas, mon petit docteur, ça fera une excellente présentation. » Espérons, sans trop y croire, que ce genre de pratique pédagogique est du domaine du passé. Quelle différence avec les séances de préparation à l'épreuve clinique du médicat (« faire un malade » dans les conditions minutées de l'épreuve du concours), sous la férule gentille de notre maître Henri Ey ! Autres temps, autres mœurs, d'ailleurs, dans les méthodes de sélection des futurs praticiens... Certes, l'éminent professeur qui redoutait de possibles propos déplacés (politiques, religieux ou sexuels) n'était pas au fait des bouleversements survenus dans la psychiatrie de base ; ainsi, il avait demandé à son ancien chef de clinique : « C'est vrai que le professeur F. se réunit avec ses infirmiers ? » Là aussi, on peut penser qu'il y a autre chose à montrer de la psychiatrie que ces exhibitions académiques.

En tout cas, ne faudrait-il pas vérifier que ces modalités de présentation de la psychiatrie aux jeunes générations ont effectivement disparu. Et, sans qu'on exige non plus quelque exclusivité que ce soit, il ne faut pas nier le fait, cette évidence, que c'est au plus près des « réalités réelles », que cette fonction particulière qu'est l'initiation de base, à ce qu'est la pratique psychiatrique commune, doive être confiée à ceux qui y sont impliqués au plus près, c'est-à-dire les membres des équipes de secteur, avec leur implication étroite dans la vie de la communauté. Ceci aussi, parce que c'est dans ces conditions, cet environnement que le praticien de la médecine aura à exercer : c'est une des caractéristiques de la pratique de secteur d'être non seulement en rapport, mais intégré à la communauté de vie sociale. Et l'enseignant C.H.U. de la psychiatrie a tout intérêt, pour enseigner valablement, à ce que la pratique de secteur soit aussi sa chose. Sinon, comment admettre qu'un enseignant enseigne une pratique que lui-même ne pratique pas ?

En aucun cas, cette initiation généraliste à la psychiatrie ne devrait se limiter à la communication de « recettes », médicamenteuses ou autres. On sait que le plus souvent, actuellement, la seule information fournie au généraliste est celle offerte par les représentants des labos. On sait aussi la fréquence des ordonnances comportant un nombre et une posologie parfois incohérents de plusieurs psychotropes, éventuellement analogues ou antagonistes, que présentent des malades longtemps suivis par leur généraliste, lequel déclare alors : « J'ai tout essayé ! » En fait, après un interrogatoire succinct, pointant quelque symptôme destiné à être la cible de tel ou tel médicament, c'est l'ordonnance du type décrit ci-dessus. On a fait observer, sans trop plaisanter, que si les psychotropes n'étaient prescrits que par les psychiatres, certaines firmes pharmaceutiques seraient proches de la faillite. Je ne pense pas, non plus, que les conférences de consensus, ou les recommandations de « bonnes pratiques » suffisent à éviter tout cela.

Voici donc un certain nombre de précisions dont le respect me semble indispensable, avec des règles qu'il faut avoir le courage de qualifier de contraignantes, si on veut qu'une mesure indiscutablement pleine d'intérêt et d'utilité ne verse pas dans des genres de remèdes pires que le mal. Car nous avons connu par le passé bien des suggestions et innovations au départ remarquables que nous, praticiens, proposions, et qui nous sont revenues en boomerangs meurtriers, complètement détournées de leur sens ; l'une est bien connue : que l'aphorisme qui précise que le traitement ne se réduit pas à l'hospitalisation... et qui a abouti à la suppression irresponsable d'un nombre massif de lits hospitaliers.

La deuxième mesure vise à résoudre le problème posé par le fait accompli de la suppression pure et simple du diplôme d'infirmier de secteur psychiatrique, diplôme spécifique, cette disparition s'étant faite au profit du seul diplôme d'État (D.E.) généraliste ; et sous le prétexte « européen » que, spécificité française, le diplôme d'I.S.P. n'avait pas d'équivalent dans les autres pays d'Europe. Mais il fut rapidement reconnu que la partie « psychiatrie » du programme du D.E. confinait à la nullité. J'ai raconté ci-dessus, comment, un jour, la directrice de l'école d'infirmières de Sainte-Anne vint me demander mon avis sur ce qui l'inquiétait : elle avait étudié et comparé scrupuleusement les programmes des deux diplômes ; la différence abyssale l'amenait à me dire : « Avec ce programme D.E., je suis dans l'impossibilité de fournir à l'hôpital les infirmiers qualifiés en psychiatrie dont il a besoin. »

La ministre, dans ses propositions, reconnaît honnêtement ce fait, mais se montre d'une prudence et d'une discrétion virginales sur les raisons de cette situation d'impossibilité actuelle de former des infirmières pour la psychiatrie : elle ne mentionne nullement, ce qui est moins honnête, l'existence puis la suppression du diplôme d'I.S.P., ce qui rend impossible la compréhension de cette situation. Ce silence correspond-il à une simple ignorance par la ministre de ce feu diplôme d'I.S.P. ? Elle ne peut certes être au fait de tous les détails concernant chaque spécialité de la médecine. Ses conseillers l'ignoreraient-ils également ? C'est difficilement croyable. Lui auraient-ils, la sachant, caché la chose ? Ce qui supposerait que leur choix comme conseillers serait dû à leur servilité, vis-à-vis de l'autorité qui a pris la décision de suppression, et serait donc partisan. Mais qui incriminer de cela ? Mais faudrait-il se résoudre à penser que la ministre, bien qu'au courant des faits, aurait choisi de les dissimuler, pour éviter de soulever un lièvre qui aurait exigé des explications sur les auteurs (politiques ?) de cette suppression et ses motifs ? Il y a là un tour de passe-passe puisqu'on fait passer la suppression du diplôme d'I.S.P. pour un état de carence qui aurait existé de toute éternité. Mais comment croire qu'on aurait travaillé des décennies sans infirmiers compétents ? Tout ceci alors que la situation actuelle est le fait d'une régression organisée par des « responsables-irresponsables ». Il faut donc être contraint d'appeler les choses par leur nom : d'où qu'il vienne, c'est un mensonge par omission.

Et c'est dans ce brouillard organisé par ce non-dit qu'ont été évoquées les mesures dites « de correction » proposées par la ministre, rafistolages impossibles, car évitant la seule réparation sérieuse possible. La ministre évoque alors soit la création d'une année supplémentaire, de psychiatrie, solution écartée, car trop onéreuse en argent et en temps. Et un an suffirait-il à la formation en psychiatrie ??? Soit un complément de formation lors des premières années de fonction après diplôme (à la manière des « périodes militaires » accomplies par les officiers de réserve), mais pendant ces années l'infirmier(e) restera un certain temps sous-qualifié(e).

Ce problème de la sous- ou la non-qualification en psychiatrie des infirmières D.E. avait été résolu autrement à l'hôpital de Soisy, H.P., du XIIIe, par la création d'un centre de perfectionnement (le « C.P. »), mais là, le choix avait été différent, à savoir de cohabitation souhaitée de diplômés D.E. et I.S.P.

Cette affaire, d'une importance majeure, vitale, pour l'avenir de la psychiatrie, ne peut être valablement comprise si on ignore l'histoire de la formation des soignants en psychiatrie. Et c'est bien cette ignorance qui semble s'être produite quand on a été obligé de réparer les dégâts faits.

Il se trouve que j'ai été personnellement témoin et acteur modeste, depuis l'époque de mon internat, de l'histoire, l'évolution de ces formations, de l'enrichissement progressif du diplôme spécifique. Je participai alors à l'enseignement de cette partie faible du programme initial consacré au somatique, et qui s'appelait alors « soins généraux ». J'assumai ensuite la partie clinique psychiatrique, assez sommaire au début[11]. Et l'évolution du diplôme, j'ai pu l'observer sur place et sur pièces jusqu'à assumer la direction d'une école au C.H. d'Eaubonne (95), et à la création du nouveau diplôme d'I.S.P.

Ce programme s'étoffa considérablement, non seulement quant à la clinique psychiatrique, mais aussi quant à l'instauration du secteur psychiatrique, l'extension des soins hors les murs de l'H.P., l'ouverture aux nouvelles thérapeutiques (médicaments psychotropes et psychothérapies), et à l'attention spécialement portée à la relation (réciproque) soignant/soigné, dans le cadre du développement et de l'extension constants de la « psychothérapie institutionnelle ». Bref, les niveaux des cours, de la formation, des stages C.M.E.A.[12] avaient subi un bouleversement corollaire du changement de titre du diplôme, hissant celui-ci à un niveau universitaire ; tel l'Institut de formation de Bordeaux-Aquitaine, dirigé par le philosophe Francis Jeanson, ex-secrétaire de Sartre[13].

Ce diplôme, au moment où il a été supprimé, était le fruit d'une évolution sans cesse positive à partir, au départ, d'un diplôme tout à fait médiocre, conçu pour former des « gardiens de fous » en asile psychiatrique. Lucien Bonnafé, une des figures majeures et agent décisif de l'histoire de la psychiatrie, de la « Révolution psychiatrique » d'après et d'avant-guerre, racontait comment il allait jadis aux sorties des prisons recruter ses futurs infirmiers. D'une manière générale, cet enseignement s'étoffait sans cesse des contributions des éléments les plus dynamiques et

11 Je garde encore dans mes archives, bien que je n'en sois pas spécialement fier, les textes polycopiés de ces chapitres psys, des grandes affections : schizophrénie, paranoïa, jusqu'aux très vagues « inadaptés caractériels » (alias psychopathes).

12 Branche psychiatrique des « Centres d'entraînement aux méthodes d'éducation active ».

13 Et auteur d'un excellent petit livre : *Éloge de la psychiatrie*, où il fait part de son expérience d'enseignant de la psychiatrie en progrès.

progressistes de nos métiers, de médecins et infirmiers. Il faut ici citer aussi le docteur Le Guillant, de Villejuif, et son épouse Germaine Le Hénaff (« Hirondelle »), créateurs aux CEMEA de la revue *Vie sociale et traitements*, formation permanente avant la lettre. Ou encore l'équipe pédagogique du Vinatier, à Lyon, et son premier manuel, *Le Vinatier*, avant le *Manuel de l'infirmier* de Paul Bernard, et enfin la *Petite collection de l'infirmier psychiatrique*, chez Bourrelier. Alors, pourquoi s'en prendre, saisi déjà par la manie de réformer[14] à tout prix, à un mode de formation qui avait fait la preuve de sa valeur, de son dynamisme, de ses capacités de création, jusqu'à le faire disparaître réglementairement au profit du seul diplôme D.E. vide de la culture psychiatrique nécessaire à la formation des infirmières psys ? Ce constat et cette question forcèrent à examiner le problème ainsi posé.

Pour le comprendre, il faut reprendre l'historique. Il y a quelques années, je fus auditionné, comme d'autre collègues, je pense, par un petit groupe, en fait un binôme d'infirmiers psys qui s'étaient investis dans toute une campagne pour une « réforme » du diplôme d'I.S.P. Je fus assez surpris de les voir plus préoccupés de « relever le standing social » (le prestige) de leur propre diplôme d'origine, quasiment considéré comme un diplôme « au rabais », de lui donner une valeur et une ampleur « généralistes » (aux dépens de sa spécificité exclusivement psy et hospitalière), avec, à la clé, l'autorisation

14 Il y a lieu de s'étonner et s'indigner de la vogue obligatoire de l'emploi incessant (pilonnement) du verbe « réformer » dans son sens intransitif : réformer est une obligation, sans que soit précisé ce qu'il y a à réformer, ni en quoi, ni en quel sens ; et pour cause. C'est un chèque en blanc... Car ce sens est en fait unique : toujours régressif ; et ceci, contrairement aux réformes réclamées au XVIIIe siècle qui constituaient des progrès et, « détail » important, étaient demandées par le peuple. Les réformes actuelles, promues par le pouvoir, consistent régulièrement à détricoter les avancées obtenues par le passé. Et, comble de l'imposture, ceci au nom de la « modernité », voire du progrès.

de l'exercice libéral. Ils me paraissaient plus préoccupés de cela que de la défense et du développement de la formation des infirmiers psys. Ce petit groupe fut bientôt pris officiellement par les autorités comme « experts » en la matière et chargés d'une mission de préparation d'une « réforme » du diplôme d'I.S.P. Pourquoi pas ? J'avais moi même constaté la remarquable évolution de cet enseignement.

Mais la « réforme » se traduisit aussitôt en la suppression « pure » et simple du diplôme d'I.S.P.

Quels arguments étaient fournis en faveur de cette disparition ?

1. Le premier argument n'était qu'un prétexte pseudo, politico-progressiste : « Ce diplôme spécifique est le seul de ce type en Europe, il n'existe dans aucun autre pays. » Donc il ne peut être reconnu dans la Communauté européenne... donc il doit être supprimé[15]. Argument en fait insoutenable, au plan juridique même, car il s'assied royalement sur un point de droit européen : la règle de subsidiarité[16]. Mais surtout, quant au fond : s'il existe dans un des pays d'Europe un « plus », un « mieux », qui n'existe dans aucun des autres pays, faut-il y renoncer, l'abolir ? L'égalité, dont l'uniformité n'est que la caricature, ne doit-elle pas se réaliser qu'en « tirant vers le bas » ? La destruction de particularités qui sont des progrès est-elle une avancée, ou au contraire, une régression réactionnaire, stérilisante ? Il en est de notre problème comme de la « laïcité à la française », elle aussi unique en Europe, les autres pays ayant une religion d'État,

15 Le même « raisonnement » a été tenu aussi, et avec insistance, à l'égard de la spécialité « gynécologie médicale ».

16 Terme barbare, mais qui a le mérite de désigner la garantie juridique pour la conservation d'une particularité, dans une nation, d'Europe d'une disposition, institution, qui ferait exception aux règles communes européennes, telles les « exceptions et particularités françaises ».

unique, avec crucifix dans les classes, et prestations de serment sur la Bible. La France devrait-elle renoncer à ce qui constitue le summum, inégalé, de la tolérance ? Alors pourquoi avoir supprimé un diplôme de qualité ?

2. Le deuxième argument fourni est encore plus fallacieux, et d'esprit encore plus démagogique. L'organisation de la formation au traitement d'une catégorie « à part » de malades que constituait certes le diplôme d'I.S.P. aurait eu le tort d'être « ségrégative », puisque spécifique de la formation de soignants voués exclusivement au traitement d'une catégorie de malades « à part » : les seuls malades mentaux, les fous. On est allé, pour étayer cette accusation d'apparence progressiste, jusqu'à invoquer (avec parfois un laisser-faire tacite des autorités), à utiliser les travaux de Michel Foucault sur l'histoire du « Grand renfermement des fous ». Le diplôme d'I.S.P. fustigé comme participant de l'esprit et de la pratique du ghetto, alors qu'il s'était au contraire construit comme satellite pédagogique d'un grand mouvement « désaliéniste » et de l'instauration de la pratique du secteur.

3. Du même coup, et par les mêmes partisans, était invoqué, non sans fondement parfois, le faible niveau du programme somatique du diplôme d'I.S.P., jugé trop peu ouvert aux prodigieux progrès des techniques utilisées par la médecine : réanimation, *monitoring*, imagerie, biologie, etc. Le tout était assorti d'une leçon de médecine donnée par les « experts » en mission... à ceux, qui comme moi-même, en particulier, travaillent dans des secteurs rattachés à des hôpitaux généraux ; insertion qui avait justement, non sans efforts et difficultés, entre autres intérêts et avantages de s'efforcer de combler le fossé entre pratiques somaticiennes et psychiatriques[17]. Mais direction qui, vu les difficultés

17 Ainsi, il fut possible pour des infirmières psys de faire des stages d'initiation dans les services de médecine. On leur fournissait ainsi un complément somatique de formation. Alors qu'avec le D.E., on ne

rencontrées sur le terrain, ne peut fournir de résultats qu'au prix d'efforts considérables et soutenus. J'eus par exemple, personnellement, à me faire infliger cette leçon, du type : « Il ne faut pas oublier que les malades mentaux ont aussi un corps exposé aux maladies et nécessitant leur traitement. » Merci pour la leçon, surtout quand on a consacré soi-même pas mal d'efforts et de temps à enseigner sur ces points des générations d'internes et d'infirmier(e)s. Comme quoi certains experts auraient besoin d'être mieux informés. Et ceci d'autant qu'on voyait resurgir sourdement, dans le cadre d'une vision étroitement organiciste, une devise qu'on eut pu croire classée historique : « *Mens sana in corpore sano* »[18], tendant à faire croire que soigner les corps pourrait quasiment suffire à traiter la folie (cf. les douches, l'architecture « pastorienne » des H.P. construits encore à une époque relativement récente.

4. Enfin, il y a un quatrième argument, qui n'est à vrai dire jamais formulé, mais qui a, en fait, agi fortement. Les écoles d'I.S.P. traitaient les élèves comme des salariés, avec un salaire certes modeste, mais qui facilitait le recrutement, d'autant que les frais d'études étaient couverts (ce qui n'est pas le cas pour le D.E.). La suppression du diplôme d'I.S.P. a mis fin à cela. Et ce manque n'est pas compensé par des bourses, d'attribution presque exceptionnelle.

J'ai vu comment à cette occasion, une affaire qu'on peut qualifier sans exagération de « spoliation » des financements prévus pour la psychiatrie, a pu survenir, justement à propos des crédits de financement de l'école d'infirmièr(e)s. Le caractère emblématique de l'affaire justifie ici un récit détaillé, par le menu, malgré l'allure apparemment

---

leur fournit l'essentiel dans la formation (psychiatrique) que comme complément à leur formation en somatique !

18 Idéologie dominante sous Vichy, en particulier à l'Éducation nationale, dans un esprit hygiéniste soucieux de la santé de la « race française », etc., cher au ministre inspecteur général Lamirand...

anecdotique de l'histoire. Comme la totalité des postes d'infirmiers dans les services de psychiatrie du C.H.G. d'Orsay étaient pourvus, l'école d'I.S.P. ne formait plus d'infirmiers que pour d'autres hôpitaux ; les médecins-chefs de service de psychiatrie commirent l'erreur d'accepter la fermeture de l'école, pensant aussi par là pouvoir récupérer quelques postes d'infirmier(e)s enseignant(e)s, et les salaires des 33 élèves infirmiers stagiaires dans nos trois services, pensant ainsi utiliser ces crédits pour créer des structures extra-hospitalières qui manquaient à l'équipement des secteurs. « Erreur ! » répondit la direction, « ces crédits disparaissent avec la disparition de l'école ». Les médecins-chefs eurent le deuxième tort de croire ce qui, en fait, était un mensonge délibéré. Jusqu'à ce que je reçoive un énorme document de la D.R.A.S.S.[19] donnant les effectifs de personnels de tous les services hospitaliers de la région. Au chapitre C.H.G. d'Orsay, figuraient pour chaque service de psychiatrie 11 postes budgétés d'élèves infirmiers, soit 33 postes prétendument disparus.

Je demandai un R.V. à la D.R.H., tout juste sortie de l'École de Rennes, et lui mis le document sous les yeux. Réaction : « Comment vous êtes-vous procuré ce document ? » – « Excusez-moi, aujourd'hui, c'est moi qui pose les questions, et ce document n'est pas "secret défense" ni "porno interdit de diffusion". » Et je demande au profit de qui et quoi ces crédits ont été employés. Réponse : « Ces crédits ne vous appartiennent pas, l'hôpital est un tout. » Leçon bien apprise ! Mais à sens unique : on n'a jamais vu la psychiatrie bénéficier de crédits destinés à d'autres services. Les trois médecins-chefs décidèrent de porter l'affaire devant la C.M.E.[20] Ayant découvert le pot aux roses, je fus chargé de cette intervention.

---

19 Direction régionale des services de santé.

20 Commission médicale d'établissement, réunissant médecins et direction.

J'apportai le plus grand soin à la préparation de cette intervention, en rédigeai complètement le texte, afin de ne pas risquer de déraper, veillant à faire « sobre » et calme, sans propos violents, la sobriété glaciale de la simple description minutieuse des faits et étapes de l'arnaque étant l'atout le plus percutant. Mais, le naturel reprenant ses droits, et ne voulant pas estomper le caractère mensonger des propos de la direction, je conclus : « Je crois qu'à l'école de Rennes il existe une chaire d'enseignement des techniques du mensonge ! » Imprudente impudence, car, aux yeux des Tartuffes, l'accusé, le coupable, c'est celui qui dénonce les méfaits, et non leurs auteurs. Dans un milieu de bonne compagnie, ces choses-là ne se font pas ! D'où la demande du directeur : « Le docteur D. a gravement porté atteinte à l'honneur de toute la direction. J'espère qu'il saura réparer cela en faisant des excuses publiques » (*sic*). En fin de séance, un stagiaire de l'École de Rennes me dit en aparté : « Vous y êtes allé un peu fort, docteur, mais il y a à Rennes un enseignement des techniques du MANIEMENT des médecins. »

J'ai insisté et consacré cette place à cet événement et son contexte :

1. Car je pense que, loin d'être accidentel, unique, il a dû se reproduire à peu près à l'identique en d'autres lieux, en particulier des C.H.G. Le directeur de l'un d'eux ne déclarait-il pas cyniquement : « La présence de la psychiatrie dans mon hôpital est, pour mon hôpital, un pont d'or » (*sic*).

2. Car cette histoire de spoliation de crédits et salaires d'élèves infirmiers n'est qu'un aspect du détournement de crédits de psychiatrie, en C.H.G. sous prétexte que « l'hôpital est un tout ». Chaque fois que nous déplorions aux autorités notre absence de structures de soins extra hospitalières, on nous répondait : « Vous n'avez qu'à redéployer », alors que nos secteurs, créés *ex nihilo* à l'ère, déjà, de la rigueur, n'avaient, contrairement aux secteurs issus des C.H.S., aucun patrimoine à redéployer. Et, quand, par exception comme ici,

des crédits psychiatriques existaient, on nous disait : « Ces crédits ne vous appartiennent pas, l'hôpital est un tout, etc. »

Tout cela explique bien qu'ayant caché le fait qu'auparavant existait un diplôme, un enseignement assurant bien la formation infirmiers psychiatriques, toutes les soi-disant « solutions » pour réparer les dommages causés par la suppression de ce diplôme ne peuvent être que des faux-semblants, des rafistolages. Car si on proposait une vraie solution, d'une formation sérieuse, il faudrait déballer cette histoire qu'on cache, et avec elle, sans doute jusqu'aux noms des responsables-irresponsables.

De plus, en proposant ces « compléments » de formation **en psychiatrie,** donc (en fait **l'essentiel** de la formation !), la ministre n'indique pas comment ce complément sera financé, quel personnel l'assurera. Si on ne crée pas pour cela des postes d'infirmiers enseignants, la tâche en incombera aux personnels des services, ce qui ne serait pas un mal si ces personnels n'étaient pas déjà surchargés et débordés. Le risque est aussi que ces formations supplémentaires soient plus théoriques que réelles, à l'instar de maints usages de stagiaires comme, en fait, personnel d'appoint, masquant (mal) la carence. En sus de cet aspect économique de l'affaire, il y aussi qu'elle revêt manifestement un aspect, une connotation technico-idéologique. Car il faut bien rappeler que cette soi-disant « réforme » n'a pas suscité d'opposition, quand elle n'a pas été applaudie par une partie, hélas, de notre corps professionnel de psychiatres, c'est-à-dire ceux qui n'ont jamais participé aux progrès de la psychiatrie des années passées (secteur, psychothérapie institutionnelle, apports de la psychanalyse, etc.). On verra que les évènements récents confirmeront hélas tout cela.

La troisième série de mesures concerne « les bonnes pratiques » et les « indicateurs de la qualité des soins ».

Passons vite sur le côté « gnangnan » de la formule « bonnes », qui réussissent à passer dans le langage le plus courant[21]. Ce qui surgit avec ces formules, c'est la sempiternelle question de l'évaluation. Certes, il est logique et légitime qu'on puisse apprécier les résultats d'activités qui sont financées par les deniers publics, de même qu'il serait légitime de pouvoir évaluer l'activité des hauts fonctionnaires, nationaux ou internationaux, des « politiques » ou des « politologues ».

Mais le problème est de savoir qui va décider quelles seront les « bonnes pratiques », ou les moins bonnes, et sur quels critères on en recommandera l'application ou non. Seront-ce les seuls psychiatres universitaires, parce qu'organisateurs et agents de la formation ? Mais ne sont-ils pas alors juges et parties ? Ou les conférences de consensus qui, malgré leur prestige officiel, n'en sombrent pas moins pour cela dans la médiocrité. Car elles n'aboutissent en règle qu'à un accord sur le plus petit dénominateur commun, le minimum exigible. Faudrait-il s'en contenter ? Jamais ce qui a fait progresser la psychiatrie n'est issu d'un accord majoritaire, bien au contraire, ce sont les initiateurs d'innovations souvent jugées au départ périlleuses, hétérodoxes, qui ont été plus ou moins rapidement reconnus par la plus grande masse des praticiens.

Qui donc pourra décider, choisir les « indicateurs de qualité, sinon d'ailleurs et avant tout les divers personnels, médicaux, infirmiers, etc., par leurs représentants réellement représentatifs, car, toute gloriole ou auto-satisfaction, certes possibles, mises de côté, ce sont les acteurs directs, nous, qui savons très bien quand nous travaillons bien ou quand nous travaillons mal. Et non je ne sais quels « spécialistes de l'évaluation » (??) d'un travail qu'ils n'ont jamais pratiqué. Il y en a eu un exemple célèbre sur le plan national. Et dans une

21 « Bonne », comme « la bonne presse », « not' bon maître », ou les bons sentiments.

société savante où j'ai eu des responsabilités, les problèmes de l'« évaluation des pratiques » ont été confiés à une personne qui, chercheur fondamentaliste, n'avait jamais eu de contact avec des patients ni avec ceux qui avaient ce contact, qu'à la seule occasion de sa mission d'évaluation...

Un autre problème, très actuel : se livrer en ce moment à ce genre d'évaluations, certes très légitime par principe et jouable dans des conditions d'observation correctes, « normales » (?), sereines, quand on sait que, malheureusement, la pratique psychiatrique a actuellement un aspect voisin d'un champ de ruines, avec un personnel débordé, excédé, démotivé parfois, apparaît, méthodologiquement, comme un exploit, une gageure... ou une imposture. Cette dernière appréciation ne relèverait-elle pas, une fois de plus, que d'un « fantasme catastrophiste » ? Ou bien, se livrer à de telles évaluations quand les secours d'urgence ne sont pas assurés, ne serait-ce pas tout simplement mettre la charrue avant les bœufs ?

Un exemple concret : les chambres d'isolement et les moyens de contention, physiques ou médicamenteux, avaient pratiquement disparu de la pratique de la plupart des services. Ils ont réapparu, et se sont multipliés en raison de l'état désastreux des services, où un nombre étriqué, insuffisant de lits, aboutit régulièrement à une concentration, une densité parfois insupportables, et préjudiciables pour tous, de patients présentant les états pathologiques les plus graves[1]. Et la dégradation de l'hospitalisation se poursuivant, a mené parfois à des drames (Pau), car les acteurs de première ligne, dépassés, sont « poussés à la faute », et, au lieu de constater et analyser les causes de la

1 Ces situations ont eu d'autres conséquences des plus inquiétantes, telle cette impossibilité pour un excellent médecin hospitalier d'hospitaliser un temps nécessaire un patient déprimé qu'elle suivait, d'où le recours à des cliniques privées, avec cette justification : « Je veux vous éviter le choc de Sainte-Anne » (*sic*).

crise, on crie « au fou ! », monsieur Sarkozy se mêle directement de la psychiatrie (Antony), et on va jusqu'à considérer que les « chambres d'isolement », etc., sont « de bonnes pratiques », à condition que leur emploi soit codifié ; et on déplore même officiellement leur trop faible nombre, on va même jusqu'à préconiser leur multiplication. Vrai ou faux ?

Autre « indicateur de qualité », bruyamment instauré, la « durée moyenne de séjour » qui a fait des catastrophes, dont l'une est de constituer une prime aux tricheurs (cf. ma lettre à la ministre et le document « Jeu-test » joint[1]).

Ayant dénoncé l'effet pervers de ce genre d'évaluation, lors d'un colloque intitulé (déjà) : « L'hôpital public : une urgence », j'entendis mon intervention qualifiée par le directeur des Hôpitaux au ministère d'« immorale ». Dans ces conditions, j'avoue que j'ai pris cette injure pour un compliment.

Mais quand les secours d'urgence auront été prodigués aux services de psychiatrie exsangues, il faudra bien, c'est exact, trouver des indicateurs de qualité valides, facilitant les pratiques à la fois sérieuses et humaines, plutôt que « bonnes » (à tout faire, même le pire). Il faudra, alors, se

---

1 La « durée moyenne de séjour » n'a pas fait des dégâts qu'en psychiatrie. En obstétrique, les accouchées sont « vidées » après deux jours. Embolies pulmonaires survenant lors d'un retour très précoce, sans surveillance, au domicile. Pneumonie découverte après la sortie du patient, alors qu'un cliché effectué avant cette sortie prématurée n'avait pas été lu, car arrivant dans le service après la sortie du patient. Maladie d'Osler découverte miraculeusement dans un service de neurologie chez une malade venant d'un éminent service de cardiologie. Par contre, on retiendra l'avertissement d'un grand maître de la neurologie : « Je ne connais pas la méthode infaillible pour ne pas se tromper en diagnostic neurologique. Mais je connais la méthode infaillible pour se tromper : vouloir aller vite. » Mais on continue (le Premier ministre !) à prôner les sorties les plus rapides possibles pour pouvoir donner une image d'hôpitaux désencombrés !

rappeler, pour éviter le renouvellement de sinistres bévues, une expérience passée, vite amnésiée, c'est-à-dire l'expérimentation en vue d'appliquer à la psychiatrie le P.M.S.I. (cf. *supra*). On sait, ou on ne sait plus, que la montagne technologique, coûteuse, a accouché d'une souris.

La quatrième mesure concerne les tarifs. N'étant pas spécialement compétent sur ce sujet, je me limiterai à quelques remarques.

Je conçois bien que les tarifs actuels sont effectivement très bas, pour des actes comme des entretiens préliminaires, forcément très longs, des consultations très spécialisées, des psychothérapies, de même. Et l'augmentation de ces tarifs paraît justifiée. On (la ministre) insiste surtout sur les actes de pédopsychiatrie. Mais l'augmentation des tarifs ne résoudra pas tous les problèmes graves posés en pédopsychiatrie, malgré ce qu'on pense pouvoir réaliser avec elle, à savoir une plus grande attractivité de la profession. La pénurie de pédopsychiatres connaît bien d'autres facteurs déterminants, dont le *numerus clausus* qui venait comme une négation de la réalité. Car on enseignait (on enseigne encore ?) à l'École de Rennes que « si l'offre de soins diminue, la demande de soins diminue ». Et n'y a-t-il pas eu des pressions corporatistes venant de certains syndicats médicaux, poussant au malthusianisme, sous prétexte de combattre le risque d'une concurrence trop forte par « pléthore médicale » ?

Mais il ne faudrait pas que, sous prétexte d'avoir augmenté les tarifs de quelques actes, on en vienne à penser que les tarifs de tous les autres actes sont suffisants. Ces tarifs bas poussent en effet, tristement, les praticiens à « faire du rendement », c'est-à-dire à travailler plus... et mal. Le moindre acte ne devrait pas prendre moins d'une demi-heure, sinon il déchoirait au niveau de ces consultations réduites à un ultra-bref interrogatoire, suivi de la rédaction d'une ordonnance. Les associations de psychanalystes, en tout cas les sérieuses, admettent la norme de 45 minutes pour une séance. De tels *minima*, seuls humainement honnêtes, ont un coût, qui devrait être reconnu.

La cinquième mesure, qui porte sur « la préservation des budgets consacrés à la psychiatrie », m'autorisera, je pense, pour la première fois, à une certaine virulence dans mes propos. Car la seule formule de « PRÉSERVATION » est proprement scandaleuse dans son application aux crédits consacrés à la psychiatrie. Si, justement, on parle maintenant de cette nécessaire « préservation », c'est du fait qu'il est apparu enfin évident, sans qu'on se risque à l'exprimer explicitement, que ces crédits, spécialement dans les C.H.G., ont été trop souvent pillés, détournés. On a longuement décrit *supra* un exemple particulièrement scandaleux, survenu au C.H.G. d'Orsay (91), détournement de surcroît camouflé par un mensonge de la direction. Préserver, dans les mesures préconisées actuellement par la ministre, veut simplement dire conserver l'état actuel **après pillage.** Cela veut dire que le dénuement dans lequel se trouvent maintenant maints services de psychiatrie va continuer, et ceci sous le vocable de « préservation. »

Il n'est visiblement pas question de restituer aux services de psychiatrie ce qui leur a été littéralement volé, et détourné à d'autres activités sans doute plus honorables et spectaculaires, voire plus « rentables » (du fait de la possibilité d'actes cotés dont les prix renflouent la trésorerie de l'« hôpital-entreprise »[1]). Pas question non plus de compenser ces pertes par de nouveaux crédits, à l'ère de la « rigueur », et puisque, selon la ministre, « annoncer des moyens supplémentaires (?) n'est pas toujours l'alpha et l'oméga en matière de bonnes pratiques », à ceci près qu'ici, il ne s'agirait pas de « nouveaux moyens », mais de la

1 C'est aussi une manière d'attiser entre les praticiens une concurrence mortifère.

récupération de crédits légalement budgétés et détournés de leur attribution normale.

La constatation du fait que certains services ne disposent pas des moyens nécessaires à l'accomplissement des missions qui leur sont attribuées et imposées réglementairement n'implique pas que l'administration soit tenue de les leur assurer. Mais faire cette remarque, qui n'est qu'une banale vérité, en C.M.E., devant D.D.A.S.S. et direction, a pu être considéré comme quasi blasphématoire. Lors d'une inspection que mes collègues et moi avions demandée, quand nous avons voulu faire constater cette carence en moyens de base, les deux I.G.A.S. dépêchés nous affirmèrent qu'en termes de moyens, nous étions dans la norme, si on comparait nos services à ceux « en tous points analogues » aux services rattachés au C.H.G. de Coulommiers. Renseignements pris, nous avons appris que les services psys de Coulommiers étaient dans un état tel que, pour des raisons mêmes de sécurité, il avait été proposé d'en suspendre l'existence.

Dans ces conditions, parler de préservation tient de l'entourloupe.

Madame le professeur Buzyn dit, fort justement, qu'elle ne veut pas présenter un nième plan pour la psychiatrie, puisque, dit-elle, il y en a déjà eu un certain nombre et que les problèmes persistent, actuels, ce en quoi elle a parfaitement raison. Mais elle ne dit pas, par respect confraternel sans doute, que l'un d'eux, celui de monsieur Douste-Blazy, n'était qu'une fausse façade, présentant comme « nouveaux » crédits et moyens des éléments antérieurs déjà budgétés[2].

Madame la ministre annonce les mesures qu'elle propose, soit douze propositions, « tenant compte des remarques et demandes émanant des représentants des professions

---

2 J'ai consacré tout un chapitre de mon livre *La psychiatrie sinistrée* au dépeçage de cette imposture.

concernées ». Mais à relire l'essentiel de ces propositions, son interview et sa conférence à L'Encéphale, je ne crois pas que ses propositions satisferont « les représentants des professions ». De plus, le public de L'Encéphale devant lequel la ministre rend compte de ses propositions correspond à une tendance en psychiatrie, mais celle-ci n'est nullement représentative, tant s'en faut, de l'ensemble de la profession.

III. Remarques sur l'interview accordée au journal *Le Monde* par madame le professeur Agnès Buzyn, ministre de la Santé

Au cours de cet interview, madame la ministre évoque à nouveau certains problèmes déjà abordés dans son exposé des mesures d'urgence à prendre. J'ai donc jugé préférable de ne pas les rappeler ici.

Ce sont :

- Ses remarques sur le fait qu'il n'y aurait « pas assez d'indicateurs de qualité » pour évaluer le travail de la psychiatrie ;
- La quasi absence de de formation en psychiatrie fournie par le Diplôme d'État d'infirmière ;
- La nécessité d'un stage d'information sur la psychiatrie à prévoir dans le cursus des études médicales ;
- La nécessité de l'augmentation de certains tarifs.

Pour les autres problèmes, on suivra non un ordre logique, mais celui dans lequel les questions ont été posées lors de l'interview, pas à pas, point par point.

Et ça commence bien et mal : **la psychiatrie se serait paupérisée**. Constat du fait, mais, sans doute, le pronominal « se » voudrait-il indiquer que ce serait par elle-même qu'elle aurait opéré cette paupérisation ; par masochisme foncier ?

Évidemment, non ! Mais qui donc, alors, a-t-il paupérisé la psychiatrie ? Là-dessus, pas un mot qui fâcherait, car il faudrait incriminer, alors, administratifs et « politiques », ceux qui n'ont pas permis l'attribution de moyens décents (cf. plus loin le constat : « Il n'y pas eu d'investissements depuis des années »), ou n'ont rien fait pour empêcher que les pauvres moyens attribués à la psychiatrie soient détournés à d'autres fins, comme pour les secteurs de psychiatrie rattachés à des C.H.G. (un tiers des secteurs). Mais quid des secteurs rattachés à des C.H.S. ? De tout cela, qui est le « responsable-irresponsable » ? Qui pourrait avoir l'audace de prétendre que ce sont ceux, médecins ou autres soignants, qui travaillent en psychiatrie ?

Madame Buzyn veut bien reconnaître le fait de **« l'augmentation des besoins » ;** elle glisse avec ce constat l'affirmation du **« moins d'accompagnement des familles »** (*sic*), ce qui est une contre-vérité dont l'affirmation va indigner tous ceux, et ils sont légion, qui ont consacré parfois du temps considérable à cet accompagnement, qui est justement une des caractéristiques de la pratique de la psychiatrie de secteur (en groupe de parents et en individuel, mais cela prend de toutes façons beaucoup de temps soignant). Il me paraît scandaleux que madame la ministre parle de cela en ignorant superbement les efforts faits en ce domaine et en ce sens par de nombreuses équipes, dont elle ignore sans doute même l'existence.

Autre propos, qui va indigner les praticiens que nous sommes, c'est cette tentative de **minimiser l'ampleur des dégâts,** en particulier les conditions de travail devenues de plus en plus dures. « Il faut être attentif à ne pas généraliser » (*sic*), comme si la misère ne frappait que « certains endroits » (re-*sic*). Ceux qui travaillent en psychiatrie aimeraient qu'on leur montre les endroits qui feraient exception à cette paupérisation. Dans l'enthousiasme de l'installation de la psychiatrie de secteur, sont apparues jadis maintes innovations, réalisées à grand effort avec des moyens minimes, les moyens promis ne venant jamais, et ces efforts poussaient à l'initiative créatrice en une sorte de bricolage qui, ayant ses limites, a fini par épuiser et démotiver[3].

« Il y aurait, en psychiatrie, le pire et le meilleur. » Si cela est une évidence, on aimerait bien qu'on dise ce qui, en psychiatrie est meilleur, et aussi le pire, car il y aurait là des surprises. Faudrait-il parler des endroits où on applique avec sérieux la politique de secteur, et là où, sur ce plan, on se défile ? ... Les autorités n'ont pas, sur ces points, été claires, c'est le moins qu'on puisse dire. Qui osera prétendre qu'elles ont été promptes à aider les meilleurs à continuer à l'être, et combattu, puis aider à y remédier, les signes du pire ?

« Il y a eu », dit madame B., **« en cinq ans, plusieurs rapports sur la psychiatrie, de constats et de recommandations ».** Elle n'envisage pas d'en proposer un de plus. Et on la comprend. D'autant que le moins qu'on puisse dire, c'est qu'ils n'ont pas contribué à améliorer la situation qui, **depuis cinq ans, a empiré. L'on a vu que l'un d'eux était signé du ministre Douste-Blazy. Et comment j'ai pu, après une étude attentive de ce gros document, montrer, dans un chapitre d'un mien livre[4], que ce plan était, pour l'essentiel, un trompe-l'œil**, une vaste imposture présentant comme... apports nouveaux des crédits déjà budgétisés. Je n'ai pas entendu parler d'une autre dénonciation de ce « travail ». Le mien n'a suscité aucun écho... prudence...

---

3 Une session de formation permanente de l 'association « La psychiatrie à l'hôpital général » avait un jour pour thème : « Utilité et limites du bricolage en psychiatrie ». Au même moment un responsable de la D.A.S.S. de l'Essonne me disait, en réponse à mes demandes : « De quoi vous plaignez-vous, je vante sans cesse, auprès de vos collègues, les secteurs d'Orsay (notre C.H.G.), en leur disant : « Regardez, à Orsay, ils travaillent avec rien » (*sic*).

4 *La psychiatrie sinistrée. Défense et illustration de la psychiatrie*, L'Harmattan, 2007.

Les **douze mesures d'urgence** que préconise la ministre, seraient, dit-elle, **« issues »** des propositions formulées en décembre par l'ensemble des représentants de la psychiatrie française. Issues, sans aucun doute, car, à les lire, je crains fort que, dans cette « issue », lesdits représentants ne reconnaissent pas les revendications qu'ils ont pu formuler, et que ce « signal de prise en compte » soit par eux fort mal perçu, parce qu'ils y reconnaîtront les réponses faites régulièrement pendant des années, et plus par les autorités à leurs doléances et vœux.

Plus, quant à l'annonce faite par *Le Monde* sur « **la déstigmatisation des malades mentaux »,** selon la volonté annoncée par la ministre, faut-il à ce sujet rappeler les efforts constants sur ce terrain du corps professionnel des psychiatres des hôpitaux ? Et la surdité constante des autorités, quand ce n'était pas pire ? En témoigne le discours incroyable de monsieur Sarkozy au C.H.S. d'Antony (92), utilisant avec démagogie l'émotion suscitée par un crime commis par un schizophrène[5], et criant alors « au fou ! », assimilant **les** malades mentaux, en bloc, aux criminels, bien que les crimes de sang réalisés par des malades mentaux soient moins nombreux, en proportion, que ceux réalisés par la population générale. Par contre, tout en trouvant les psychiatres laxistes et imprudents, les autorités se donnaient bonne conscience de lutter pour la déstigmatisation, en prétendant comptabiliser de nombreux et prétendus internements arbitraires, dont les psychiatres seraient responsables, et en bâclant de façon démagogique une nouvelle loi sur les hospitalisations contraintes, loi en fait moins progressiste que la loi de 1838 ; en effet, cette nouvelle loi a renoncé à la séparation des pouvoirs, en donnant désormais aux psychiatres des hôpitaux le pouvoir d'interner des malades dans leur service, ce que la loi de

---

5 Trop officielle en faveur de la basse « durée moyenne de séjour ».

1838 interdisait absolument. Et c'est pour des motifs invoqués de « déstigmatisation » des malades et de la psychiatrie qu'ont été commises les deux erreurs majeures qu'ont été la suppression des internats psychiatriques, et surtout celle du diplôme d'infirmier de secteur psychiatrique. Qui a lutté le plus contre la stigmatisation des malades mentaux, si ce ne sont les médecins des hôpitaux psychiatriques ? S'entendre faire la leçon sur la déstigmatisation ne mettra pas notre corps professionnel dans de bonnes dispositions. L'incompétence et le non-savoir sur ces points ne sauraient être compensés par un soi-disant bon sens, et l'énonciation de contre-vérités.

Par contre, coup de chapeau à la ministre pour s**a dénonciation du détournement des (pauvres) moyens de la psychiatrie à d'autres tâches,** en tant que « variable d'ajustement » du budget du reste de l'hôpital ». Nous avons trop souvent entendu, en C.H.G., des phrases comme : « Ces crédits ne vous appartiennent pas, l'hôpital est un tout » (version Tartuffe, le « tout » fonctionnant à sens unique), ou « La psychiatrie est un pont d'or pour mon hôpital » (version cynique d'un directeur). Mais cette dénonciation judicieuse de la ministre n'aura de force efficiente que si elle est assortie de moyens de contrôle du fait que ce qu'on peut appeler des « mauvaises habitudes », ne continuent pas. Mais il n'est évidemment pas question de faire revenir à la psychiatrie ce dont elle a été illégalement spoliée (on imagine les cris d'horreur que cela susciterait...).

« **La préservation des moyens de la psychiatrie** » est une formule-programme qui, malgré les apparences, loin de rassurer nos collègues, risque de déclencher leur colère. Car le mal est fait. Comme nous l'avons souligné, « préserver », à l'avenir, c'est aussi admettre les dégâts passés comme faits accomplis, conserver la situation en l'état. D'autant que la ministre reprend une formule trop souvent et longtemps entendue quand les psys criaient misère : « Annoncer des moyens supplémentaires n'est pas toujours l'alpha et l'oméga des bonnes pratiques. » Objection, Votre Honneur, car il ne s'agit pas de « moyens supplémentaires », mais de compensation d'une spoliation de moyens budgétés et détournés. Et chaque fois qu'un progrès, une innovation devenait possible et nécessaire, c'était la réponse : « Oui, mais faites-le à moyens constants ! »

Il y a, dans cette réponse, **un autre détournement :** celui de la réponse urgente à un problème urgent (une sorte de sauvetage) qui devient suspendue à l'estimation des pratiques « bonnes ou moins bonnes ». Certes, un sauvetage ne doit pas être aveugle, mais, devant un incendie, les pompiers ne se posent pas d'abord, avant de tout faire pour l'éteindre, des questions d'ordre méthodologique : l'immeuble était-il bien ou mal géré ?[6]

Il ne peut être que pénible pour les praticiens de terrain, qui se sont efforcés depuis plusieurs décennies, dans des conditions souvent très difficiles, de faire vivre une psychiatrie révolutionnaire, française, qui aura été admirée de par le monde, de recevoir une sorte de leçon de morale professionnelle et gestionnaire. Il est malheureusement nécessaire de rappeler que la politique de secteur en psychiatrie n'est pas née du cerveau solitaire d'un technocrate en son bureau, ni transmise par oukases ministérielles à des exécutants. Elle a été soigneusement élaborée par nos maîtres et prédécesseurs, tout juste démobilisés de la Résistance, et ceci en collaboration avec

---

6 Cette suspension d'une intervention d'urgence à des motifs d'inventaire préalable m'évoque un souvenir médical d'intérêt d'illustration métaphorique : je présentai aux urgences de Saint-Vincent-de-Paul mon fils prématuré, bleu, en état de souffrance respiratoire aigue ; l'interne, ou chef de clinique, entreprit un long interrogatoire du père (moi), cherchant dans les antécédents familiaux, visiblement, une mucoviscidose, et cherchant à palper la rate du bébé ; je dus, excédé, littéralement crier : « Je suis médecin, mettez cet enfant sous oxygène, sinon je porte plainte contre l'hôpital. »

d'éminents serviteurs de l'État, comme les E.N.A. et École de Rennes ne nous en ont plus jamais offert, depuis, avec, à l'époque, plus présente encore auprès des praticiens, la très avertie et efficace Marie-Rose Mamelet. Élaboration peaufinée par le « Groupe de Sèvres »[7], puis par le *Livre blanc de la psychiatrie*, et les ouvertures ménagées, après 1968, par le ministre Edgar Faure. Tout ce qui fait l'essence même du secteur, les rapports de travail de l'équipe de secteur avec les médecins de ville, les services médico-sociaux, j'ajouterai les écoles, les municipalités, les commissariats, ce qu'on appelle dans notre jargon « les pivots sociaux de la communauté », c'est le corps professionnel lui-même qui l'a pensé et l'a appliqué. Les hôpitaux de jour[8], de nuit, sont nés d'abord en psychiatrie, avant d'essaimer ailleurs, voire parfois de virer dans des pratiques (comptables) contestables.

Il est vrai que vis-à-vis de cet élan dynamique et créatif de la psychiatrie, tout le monde n'a pas été aussi ardent. Il y a des freineurs partout, chaque fois qu'un progrès se dessine. Ce n'est pas le lieu, ici, de rappeler qui a été participant actif de cette psychiatrie de secteur, et qui a freiné des quatre fers ; un regard rétrospectif là dessus susciterait des surprises... Mais s'entendre dire par des augures administratifs qu'en psychiatrie, il faut faire ceci ou cela, évoque les fâcheux souvenirs, du temps où un certain Jdanov expliquait à Prokofieff comment il convenait de composer.

L'exemple cité par la ministre, de **« pratiques à évaluer, à savoir celles des chambres d'isolement et des procédés de contention physiques ou médicamenteux »** a mérité qu'on s'y arrête, vu qu'après qu'elles avaient heureusement pratiquement disparu de la pratique de la plupart des services de secteur, ont réapparu et n'ont fait que

7 Sait-on encore, en haut lieu, ce qu'était ce groupe ?

8 Il y a peu, les « Sages » du Conseil économique et social découvraient les hôpitaux de jour pratiqués en psychiatrie depuis des décennies, et les préconisaient comme une nouveauté.

croître et « embellir », témoignant de la dégradation de l'atmosphère et du style de travail de maints services. Et monsieur Sarkozy lui-même a publiquement encouragé ces pratiques. Elles figurent même dans « les bonnes pratiques », « si leur usage est codifié » ! Et on a même critiqué les services qui n'en n'avaient pas !

L'exigence que **« les malades mentaux bénéficient des soins somatiques que leur état impose »** est évidemment une chose excellente. Cette annonce recèle aussi un aveu : on est loin d'avoir vu réaliser cette exigence, bien que les études les plus sérieuses aient mis en évidence de plus grandes vulnérabilité et morbidité somatiques chez les malades mentaux que dans la population générale. Alors que la psychiatrie de secteur en C.H.G. avait permis grandement le développement de la psychiatrie de liaison[9], celle-ci, de ce fait, ne se limitant pas à un « avis » sans lendemain, mais assumant bien son nom, c'est-à-dire assurant la suite thérapeutique, l'enthousiasme n'était pas toujours de règle chez les somaticiens, pour assumer ce rôle avec les malades mentaux ; et, aussi surprenante que soit l'idée suivante, elle règne encore trop souvent : un malade est censé être ou somatique ou mental, et les malades mentaux ne seraient pas vus comme étant, aussi, de possibles malades somatiques. J'ai dû, malheureusement, protester contre la négligence de collègues somaticiens consultés pour nos patients qui étaient trop souvent vus à la va-vite. Et la négligence des problèmes somatiques n'était pas le fait des médecins psys...

Quant à **« l'amélioration du délai de prise en charge par les intersecteurs de pédo-psychiatrie débordés »** (environ 3 mois d'attente, au moins), peut-on penser qu'elle sera possible sans attribution de « moyens supplémentaires » ? Et lesquels ?

---

9 Intervention de l'équipe psychiatrique pour aider l'équipe somaticienne à assumer la prise en soin globale des patients, somato-psychique.

Car **« la démographie médicale en chute libre en psychiatrie »,** ce n'est rien de la constater, si on ne précise pas « en même temps » ce qui a mené à cette situation. Celle-ci n'est pas le fait d'un fait naturel, fatal, mais de plusieurs facteurs dont l'un est évident et déterminant : l'instauration (par qui ? sous quelles pressions ?) d'un double *numerus clausus*, pour les médecins et pour les spécialistes. Ce qui n'a pas empêché une célèbre et fort honorable ex-ministre de la Santé, signataire de ces décrets, de se lamenter publiquement, plusieurs années après, à la T.V. : « Qu'un pays évolué comme le nôtre en vienne à manquer de médecins ! » Mais on ne revient jamais sur ce problème, car cela nuirait, croit-on, au prestige par ailleurs grandement mérité de madame Simone Veil. Son prestige, elle le doit à d'autres mérites, on le sait bien, mais la solidarité avec la politique du gouvernement dont elle était membre, visiblement, commandait, et une faute politique reste une faute politique.

En ce qui concerne les psychiatres, il se trouve que je me suis trouvé aux premières loges de cette débâcle. Travaillant avec mes collègues psychiatres des hôpitaux, en tant qu'élu au C.A. de notre association scientifique, à des projets de développement de la psychiatrie de secteur, je me demandais s'il y aurait suffisamment de psychiatres, les années à venir, pour les réaliser. D'autant que mon maître Georges Daumezon avait attiré mon attention sur les faits suivants : au moment de l'installation des équipes de secteur, on avait recruté assez massivement des psychiatres des hôpitaux pour assurer les chefferies de ces équipes, ce qui était un bien. Mais il était évident que ces nouveaux collègues, ayant tous des âges voisins, seraient amenés à prendre leur retraite, ensemble, en un temps court (deux à trois ans). Je décidai d'aller au bureau compétent du ministère, pour vérifier de façon statistiquement rigoureuse la fatalité de cette saignée annoncée. Plusieurs jours me furent nécessaires pour construire l'histogramme, car le service en question n'était pas informatisé ! Et je dus travailler sur un document-papier du volume qu'on peut imaginer. Je présentai les résultats de cette étude au C.A. de notre association... en fait après une attente de... deux ans, car ce point était régulièrement mis en fin d'ordre du jour et reporté à la réunion suivante... Sans doute, mes collègues subodoraient-ils la mauvaise nouvelle que ce point allait apporter[10]. Et de fait, l'histogramme mis sur la table, il n'était pas nécessaire d'être un statisticien chevronné pour percevoir que la ligne rouge chronologique, fatidique, indiquant que l'effectif de nos collègues allait être, à ce moment, réduit de 50 %, débâcle atteinte donc sous peu. Panique à bord ; mais les « autorités », qui, elles, auraient pu « voir venir » la chose d'elles-mêmes, une fois alertées, ne réagirent même pas, comme si c'était un non-évènement[11].

Et comme il faut pour former un médecin, sept ans d'études, plus quatre pour former un psychiatre, soit onze ans au total, tout en sachant que pour « produire » un praticien vraiment compétent, « opérationnel », il faut bien quinze ans, il faut bien déduire que ce ne serait pas un élargissement tardif, actuel (et d'ailleurs, en fait, homéopathique), du *numerus clausus* qui permettrait de remonter la pente[12]. Alors, madame la ministre, quelles solutions ?

---

10 Un des responsables de notre association alla jusqu'à suggérer cette hypothèse : « C'est tellement affreux que nos collègues les plus lucides font tout pour ne pas le voir ! »

11 Des malveillants ont suggéré qu'elles avaient sans doute accueilli la nouvelle comme une « divine surprise ». En tout cas, présente lors d'un de nos congrès, la représentante du ministère, ainsi questionnée par moi : « Pouvez-vous nous dire quel sera l'effectif des psychiatres des hôpitaux plein-temps dans cinq ans ? », répondit : « Non, je ne le peux pas », à quoi j'ajoutai : « Moi, je le peux : il sera de 50 % de l'effectif actuel. » Et la représentante du ministère de se contenter de répondre par un faux-fuyant se voulant ironique : « Félicitations, docteur, vous êtes mieux informé que les services du ministère. » Sans commentaire.

12 Depuis, on apprend que, de toutes façons, l'abolition même de tout

À ce désastre statistique dont politiques et administratifs sont doublement responsables, en tant que décideurs et en tant qu'aveugles à un désastre pourtant annoncé, s'ajoute un autre facteur, moins massivement et clairement quantifiable, mais d'une grande importance : **la dégradation des condition et atmosphère de travail en tant que facteur pesant de démotivation des vocations.** Une bureaucratisation, un management bureaucratique, « je ne veux qu'un seul patron à l'hôpital, clamait Sarkozy : le directeur ». L'hôpital-entreprise n'avait plus pour but principal, les meilleurs soins, mais la rentabilité, l'équilibre des comptes, ce qui était obtenu en privilégiant les actes et même les malades « rentables » au détriment de ceux qui ne rapportaient pas d'argent, n'« utilisaient pas assez le plateau technique » (*sic*). Un mépris parfois ouvertement affiché des autorités, centrales (ministère), ou locales (D.D.A.S.S. et directeurs) pour la psychiatrie et ses praticiens allait de pair. Une régression hypersécuritaire frappait les pratiques. Les progrès obtenus si difficilement dans le fonctionnement institutionnel étaient peu à peu anéantis, telle la « transversalité » dans les rapports de travail entre médecins et autres soignants : l'infirmière générale devenait « directrice des soins infirmiers », puis « directrice des soins », recréant un clivage comme jamais, un découplement entre travail et hiérarchie médicale d'une part, travail et hiérarchie infirmière d'autre part. À la transversalité succédaient deux pyramides clivées. Et ceci, joint aux tarissements de tous les investissements et à l'insuffisance croissante des effectifs médicaux et infirmiers, faisait passer, dans les services, de l'enthousiasme et la créativité des débuts du secteur, à un découragement et une démotivation désastreux.

---

numerus clausus ne suffirait pas à supprimer, même à terme, la pénurie, l'assemblée des doyens déclarant que les facultés ne disposaient pas de moyens permettant de former plus de médecins !

« La création d'une chaire de pédo-psychiatrie dans chaque faculté » serait sans doute une bonne chose, mais on ne voit pas comment, à elle seule, elle résoudrait tous les problèmes posés aux intersecteurs de pédopsys, dorénavant débordés. Et on ne voit pas comment on pourrait diminuer le temps d'attente pour le premier R.-V. en pédo-psychiatrie, condition minimale pour des diagnostics plus précoces, sans que soient fournis des moyens (effectifs) supplémentaires.

Les médecins généralistes se trouvent souvent en première ligne peut faire induire que beaucoup de ces situations pourraient être prises en charge par lesdits généralistes[13]. Ces patients appelés autrefois curieusement « petits mentaux » sont en fait des patients névrotiques ou frappés de dépressions de natures fort différentes, pathologies dont l'abord et le traitement ne sont nullement simples et faciles, et encore moins « standards ». Ces prises en charge improvisées pourraient donner l'illusion de compenser le déficit en psychiatres qualifiés, et ne seraient en fait que de la mauvaise médecine, car rien ne prépare même le bon généraliste à ce genre de pratique.

La ministre découvre **« le nombre impressionnant de malades mentaux dans nos prisons surchargées ».** Et à la honte de l'état de nos prisons, qui vaut à la France une condamnation de la Cour européenne, s'ajoute une imposture à laquelle, malheureusement, notre corps professionnel a, à son corps défendant, prêté le flanc. S'efforçant de tout faire pour éviter que des malades mentaux ayant commis un crime ou un délit soient, en vertu du Code pénal, considérés comme « irresponsables »

13 De fait, trop souvent c'est le cas de patients adressés tardivement au psychiatre, après une longue et telle « prise en charge », avec la mention : « J'ai TOUT essayé » (*sic*), et une ordonnance comportant parfois jusqu'à 10 psychotropes, parfois de même famille, parfois antagonistes...

pénalement, mais de ce fait déconsidérés et retirés, privés de ce qui en fait des hommes et des femmes, des êtres humains, les psychiatres, avec l'avis de leurs confrères experts, tendaient à ne pas faire déclarer ces malades irresponsables. Une fois correctement traités, ils récupéraient, avec leur responsabilité, éventuellement atténuée, la réalité de leur acte, réalité jusque-là niée par un « non-lieu ». Mais ce souci pronostique, thérapeutique et éthique s'est retourné, comme d'autres[14] en d'autres occasions, en boomerang meurtrier. Pour responsables indirects qu'ils sont, nos collègues n'innocentent pas pour cela les responsables-irresponsables qui ont dénaturé une idée de progrès pour en faire un instrument de régression. C'est en partie pour ces raisons que de nombreux malades mentaux se trouvent en prison. Et celle-ci sert de dépotoir aux hôpitaux débordés.

D'autant que ce facteur s'est conjugué à un autre : **la réduction irresponsable d'un très (trop) grand nombre de lits psychiatriques a contribué** évidemment à pousser les malades rejetés à la rue par la psychiatrie (comme tout un chacun peut l'observer quotidiennement) et à commettre des délits. Le même phénomène est observé en Angleterre où des malades se trouvent en prison pour avoir dérobé, pour se nourrir, les traditionnelles bouteilles de lait déposées devant les portes. Et, carrément plus grave, en Italie, les innombrables malades jetés à la rue suite à la loi de

14 Je pense évidemment au point capital de la doctrine de secteur qui pose que l'hospitalisation est loin d'être le seul moyen de traiter ; point éminemment progressiste... et qui a abouti, de façon carrément perverse, à la réduction systématique et irraisonnée du nombre de lits psychiatriques, jusqu'à l'asphyxie. Je ne suis pas pour ma part un adepte forcené de l'hospitalisation, ayant consacré ma thèse aux indications (« l'exception ») et contre-indications (« la règle ») de l'hospitalisation des patients névrotiques ». Mais je m'indigne qu'on ait fait d'une vue progressiste un instrument de régression et de misère, et que les **responsables de ces mesures désastreuses, ou leurs héritiers, se fassent maintenant donneurs de leçons.**

fermeture des hôpitaux psychiatriques. Ayant travaillé deux ans comme psychiatre en « Maison centrale » (Poissy), je serai le premier à affirmer que ces sites ne sont en aucun cas les lieux adaptés pour prendre en charge les malades mentaux, même criminels.

IV. Notes après vision-audition de l'exposé de la ministre à « L'Encéphale »

L'examen minutieux de l'intégralité de cet exposé n'a pas apporté d'éléments décisifs, nouveaux en complément de ceux contenus dans l'interview accordée au *Monde* par la ministre, et à la liste des « mesures » qui l'accompagnaient.

Mais certains points fournissent l'occasion de présenter quelques remarques et réflexions utiles.

D'abord, le choix du lieu et de l'auditoire professionnel que représentent les journées de L'Encéphale. L'Encéphale fut jadis la revue qu'animait, entre autres, le grand psychiatre et neurologue que fut Julian de Ajuriaguerra. Il avait la qualité et la compétence, rares, faut-il le rappeler, d'être à la fois un neurologue hypercompétent, et un psychiatre particulièrement averti, et, de plus, bénéficiant d'une expérience et d'une formation psychanalytiques. Notons que, bien qu'agrégé, à titre étranger (il était réfugié républicain basque espagnol), il ne se vit attribuer aucune chaire par aucune faculté en France. Il n'en n'obtint qu'en étant une deuxième fois « réfugié » en Suisse, à Genève. Et c'est *in extremis*, en toute fin de carrière, qu'il fut nommé professeur au Collège de France. Mais le contenu, l'orientation, pour ne pas dire l'idéologie dominant la revue ces dernières années n'ont pas grand chose à voir, c'est le moins qu'on puisse dire, avec les positions que soutenait Ajurria. Rappelons qu'avec Hecaen, puis Angelergues, il avait animé toute une recherche en neuro-psychologie, mais celle-ci, qui constituait un chapitre de la psychiatrie, ne prétendait pas, comme aujourd'hui le font les tenants des neuro-sciences, être le centre, l'inspiration, de toute la pratique et la recherche psychiatriques. Ce n'est pas faire un procès en sorcellerie que de constater que L'Encéphale ne s'est pas montrée une participante enthousiaste des progrès que la psychiatrie a pu connaître ces dernières décennies. Au contraire, elle s'est repliée sur des positions, en général, de psychiatrie organiciste, rappelant les traits dominants de la psychiatrie de la fin du XIXe siècle. L'apport (tardif en France) de la psychanalyse à la psychiatrie, n'a pas été, pour le moins, la tasse de thé de la revue, quand, au-delà du silence méprisant à son sujet, elle ne s'est pas montrée d'une hostilité à peine voilée à son égard.

Quant au personnel médical que constituent et les contributeurs et les lecteurs, il se trouve qu'il coïncide grandement avec la catégorie des psychiatres de C.H.U.[15] Madame la ministre, étant elle-même professeur, médecin de C.H.U. dans sa spécialité, l'hématologie, a sans doute jugé que ses collègues universitaires de psychiatrie étaient les mieux placés, sans doute en tant qu'enseignants officiels, pour recevoir ses propositions de mesures. Ce choix lui appartient personnellement. Faisons toutefois remarquer que la psychiatrie pratiquée dans les C.H.U. n'est nullement représentative, ni quantitativement, ni sur un plan théorique (philosophique ?), de toute la psychiatrie française, ceci malgré l'aura que lui donne la mission qui lui est officiellement donnée d'avoir la charge de former les futurs psychiatres. Madame Buzyn déclare avoir consulté, pour faire l'état des lieux, et pour élaborer les mesures qu'elle préconise, avoir consulté les représentants de la profession et s'être « inspirée » pour cela de leurs remarques. Force est de

15 Rappelons que ceux-ci ont quitté, parce que n'y étant pas majoritaires, et pouvant de ce fait y faire à eux seuls la loi, la Fédération française de psychiatrie, qui regroupe (enfin !) la totalité des associations et syndicats de psychiatrie, afin de présenter au ministère une psychiatrie unie.

constater qu'elle a choisi, en fait pour cela, une fraction très particulière de la profession, absolument pas représentative, de loin, de sa totalité, et avec laquelle elle trouve sans doute pour le moins des affinités culturelles.

Ceci étant dit, il faut aussi saluer deux mises au point publiques, très importantes, faites par madame Buzyn, bien qu'elles soient venues tardivement dans le cours de son exposé, ce qui a nui à l'impact que ces deux « idées-forces » a pu avoir sur l'ensemble de l'exposé. Les deux « idées-forces » sont :

1°) Que le secteur psychiatrique, qui a été décisif pour enclencher des progrès incontestables lors des « Trente Glorieuses » (pourtant pas si glorieuses que ça sur divers plans...), est rappelé et annoncé comme devant être poursuivi en tant qu'organisateur de la pratique psychiatrique publique.

2°) Que les crédits affectés à la psychiatrie ne doivent en aucun cas servir de « valeur d'ajustement » utilisée à combler les failles du budget hospitalier global, c'est-à-dire détournés de leurs destination et attribution légales.

Sur le secteur, on se réjouira évidemment de la promesse de son maintien ferme comme base et orientation essentielle de la pratique psychiatrique publique. Mais, à ce sujet, madame BUZYN énumère les aspects essentiels de cette pratique : traiter toutes les sortes de malades, en continuité, qu'ils soient aigus ou chroniques (ces derniers majoritaires dans les pathologies mentales, rappelle-t-elle avec raison) ; rupture avec l'hospitalo-centrisme ; et importance donnée aux suivis et soins en extra-hospitalier ; travail avec la communauté, les services sociaux, les médecins généralistes, « en première ligne ».

Mais madame Buzyn a tort de présenter ces orientations comme un type de travail à prôner et qui n'aurait pas été suffisamment pratiqué. Là, les praticiens du secteur (la quasi-unanimité de nos collègues praticiens en psychiatrie) ne peuvent qu'être saisis de colère, se sentant à juste titre victimes d'une appréciation injuste de leur travail qui a été assumé au départ avec enthousiasme et créativité, et des efforts constants, malgré des moyens en baisse régulièrement, et frisant parfois le ridicule. Non, madame Buzyn, la grande masse des psychiatres des hôpitaux a mis tous ses efforts en ce sens, et il est pénible pour eux de se voir infliger ce genre de leçons, d'autant que ce sont eux qui ont été les initiateurs et les théoriciens (pas assez à mon sens) de ce mode de travail.

Qu'il y ait eu, par contre, une minorité qui, sur cette voie, freinait des quatre fers, c'est incontestable, et il serait intéressant et instructif de voir qui ont été ces « retardateurs ». Ce n'est pas à moi de jouer ici, en ce domaine, les « balances ». Ce repérage est du domaine des autorités. Mais j'ai déjà cité un exemple : lors de la création d'une association voulant regrouper les personnels psychiatriques travaillant en C.H.G., dite « PSYGE », lors de la rédaction des statuts, un psychiatre universitaire s'est opposé avec force (et, malheureusement, avec succès) à ce qu'y figurent les mots « psychiatrie de secteur », arguant que, dans les C.H.G., il y avait des services (comme le sien !), qui s'estimaient à bon droit exonérés des charges du secteur (par exemple, du fait de leurs charges d'enseignement, dites incompatibles...), et ceci, bien que ce soit la politique officielle dans notre pays, saluée et admirée en maints autres pays.

Sur la protection contre le détournement des crédits de la psychiatrie, tout le problème est que « les mauvaises habitudes » se sont installées et que la vérification du fait que « ces pratiques frauduleuses, c'est fini »[16] s'impose. Mais comment ? Par qui ? Par les directeurs d'hôpitaux, « seuls patrons dans l'hôpital », selon l'oukase de maître Sarkozy,

16 On se rappelle la formule de Sarkozy : « Les paradis fiscaux, c'est fini », tout en « comprenant » que Johnny fasse le nécessaire pour ne pas se laisser « spolier ».

oukase jusqu'ici non dénoncé ? Quant à prendre éventuellement des sanctions... comment le feraient-ils, puisque ce sont essentiellement ces directeurs qui ont opéré ces détournements de crédits ? De plus, que « ça ne continue pas » est évidemment une bonne chose, mais les dégâts sont faits. Y aurait-il pour cela des réparations ? Sur tout cela, madame la ministre est bien silencieuse.

Deux problèmes, d'ailleurs intriqués, sont évoqués, à la marge, par madame B., mais qui sont, en fait, d'importance. Les soins aux malades mentaux leur sont dus, au plan psychique, mais aussi au plan somatique. Le déficit sur ce deuxième point n'est pas dû, malgré les apparences et les « on-dit », aux psychiatres, mais, comme on l'a vu, à la collaboration hésitante et tiède de beaucoup de somaticiens, comme on a pu le déplorer dans les hôpitaux généraux, où la collaboration psychiatres/somaticiens était trop souvent à sens unique. Pourtant, il ne s'agit pas seulement de « co-morbidité » (degré zéro de la pensée clinique), réduite à une rencontre, comme de hasard. Il s'agit de la vulnérabilité particulière (et pour quelles raisons ?) des malades psys aux maladies somatiques[17]. Ceci pourrait être le terrain d'importantes et intéressantes recherches.

Malheureusement, ces sujets qui constituaient un des intérêts de l'implantation des secteurs psychiatriques dans les C.H.G. (un secteur sur trois !) et non plus dans les C.H.S., innovations intéressantes, qui promettaient d'être fructueuses, n'ont pas suscité l'attention qu'ils méritaient, c'est vrai. Alors que les interventions des psys dans les services M.C.O. ont été un des grands succès de cette implantation en C.H.G. (ce qu'on a appelé « psychiatrie de liaison »), la réciproque, bien souvent, n'a pas été évidente et

17 Toutes les études statistiques montrent que la morbidité somatique est significativement plus élevée chez les malades mentaux que dans la population générale.

les malades mentaux ont été trop souvent considérés comme « malades mentaux, point, et rien d'autre », comme si on était malade ou mental ou somatique.

Certes, j'ai pu, par exemple, organiser, en entente avec les deux autres équipes de secteur du C.H.G. d'Orsay, ce qui peut sembler une prouesse !, la collaboration avec les services de nos collègues internistes et gastro-entérologues, un travail clinique et de soin interdisciplinaire concernant les patients alcooliques. Mais, pour maintenir ces réalisations, il faut s'y atteler ferme, et là aussi, une hirondelle ne fait pas le printemps[18].

Une autre indignation sera, à n'en pas douter, la réaction de nos collègues vis-à-vis des propos de madame Buzyn au sujet de la nécessité, mais surtout de l'insuffisance des efforts de déstigmatisation des malades mentaux. Et, là aussi, les choses sont présentées comme si c'était là la pratique des praticiens et équipes de psychiatrie qui étaient déficientes. Pareille présentation n'est pas seulement tendancieuse ; elle révèle l'ignorance totale de l'histoire de la psychiatrie publique, qui est tout entière occupée par cette lutte pour la déstigmatisation, lutte constante, menée malgré les injures littérales déversées contre nos collègues, accusés à la fois de « laisser divaguer les fous dans la cité », et d'avoir une pratique liberticide. Et, là dessus, il eut fallu que les « autorités », y compris les plus hautes, montrent l'exemple, au lieu de souffler avec démagogie sur les braises et de crier « au fou ! ». Qui ne se souvient pas des déclarations scandaleuses de monsieur Sarkozy, en visite à l'H.P.

18 Anecdote significative, invitant à la modestie : à Orsay, mon collègue interniste, désireux de se présenter aux élections municipales, sollicité par son comité de soutien pour consacrer une réunion publique sur l'alcoolisme, me demanda gentiment, après des années de travail en commun : « Peux-tu m'indiquer un ouvrage donnant des idées essentielles sur l'alcoolisme, parce que je sais ce qu'est une cirrhose, une polynévrite, etc., mais je ne sais pas ce qu'est un alcoolique » (il avait dans sa bibliothèque un mien livre sur le sujet, à lui dédicacé...).

d'Antony. Impliquer, dans le bilan de l'état actuel de la psychiatrie, les collègues psychiatres des hôpitaux dans leur soi-disant responsabilité dans l'insuffisance de la déstigmatisation, est, de même, proprement scandaleux. Qui donne aux préfets des ordres visant à restreindre les sorties ? Ce soupçon accusateur pose d'ailleurs le grave problème des sources d'information fournies à la ministre, et disons-le clairement, des personnes utilisées comme informateurs-conseillers « experts ».

En contrepoint, tout a été dit sur les « chambres d'isolement », pratique qui avait quasiment disparu dans la quasi-unanimité des secteurs[19], mais remise à l'ordre du jour dans le cadre de la régression culturelle, technique (et, du même coup, éthique), de la psychiatrie ces dernières années. Car cela est allé jusqu'à légiférer pour soi-disant délimiter et limiter le « bon » usage de ces chambres, ce qui consistait à reconnaître le retour de leur emploi comme un fait accompli. Et même, quasi contradictoirement, on est allé jusqu'à recommander la multiplication de ces chambres, et tancer les services qui n'en n'avaient pas.

On pourrait dire la même chose sur les traitements sous contrainte légale. Après avoir chuté spectaculairement pendant des années, leur nombre a repris sa montée. L'absurdité dans ce domaine a connu son sommet, quand (et rien ne dit que, là aussi, « c'est fini ») on a vu arriver des malades demandeurs volontaires d'une hospitalisation justifiée par leur état, munis d'un certificat d'internement « à la demande d'un tiers », parce que, du fait du nombre insuffisant de lits pour satisfaire les demandes d'entrée en service libre, c'était le seul moyen pour les médecins de forcer l'hôpital à les admettre !

---

19 Mon service en C.H.G. d'Orsay a fonctionné 18 ans sans chambres d'isolement, et n'a pas été le seul.

Le reportage transmis par internet des journées de L'Encéphale, où madame la ministre a présenté ses mesures, laisse perplexe. En effet, cet exposé, malgré les réserves qu'on peut faire au sujet de ces mesures, a au moins le mérite de prendre en compte l'état sinistré qu'on est bien obligé de reconnaître comme étant celui de la psychiatrie. Sinon, pourquoi aurait-on été amené à prendre des telles mesures de secours ?

Mais de cette situation, il ne semble pas qu'il en soit question au cours des journées de L'Encéphale. À la limite, l'intervention de la ministre tomberait là comme l'intrusion d'une trouble-fête. En effet, les habitués du congrès se réjouissent, parfois béatement, de s'y retrouver une année de plus. Et le congrès, loin donc de traiter des problèmes graves du moment, de s'envoler dans des exposés fleuves sur l'« Innovation » (c'est le thème des journées), la « Modernité », celle-ci se déployant sous les seuls angles de la technologie de pointe, hyper-sophistiquée, allant jusqu'à envisager une psychiatrie qui, à l'image de la « télé-médecine de l'avenir », pourrait se faire à distance, évitant pour le praticien atteint de phobie du contact, comme l'était jadis un illustre maître de la psychiatrie, un rapport trop direct et trop rapproché avec le patient. Un autre exposé-fleuve, un pseudo-panorama philosophique où Lacan et Spinoza, visiblement objets d'une compréhension approximative, voisinent dans un marais assez éloigné des tristes réalités psychiques.

Seul avec la ministre, qui a dû se demander où elle était tombée, le Perpignanais Belzeau émerge de ce marais, utilisant, en bon disciple dans la lignée de Henri Ey, la richesse heuristique de l'épigénétique, chère aux vrais généticiens, et ceci à l'opposé des psychiatres bricoleurs de la génétique, qui nous annoncent depuis des années la découverte DU (?) gène de la personne maniaco-dépressive ou de l'alcoolisme.

On peut se demander, à suivre le reportage de ces journées de L'Encéphale, pourquoi la ministre a éprouvé le besoin de présenter ses mesures de sauvetage de la psychiatrie dans ce genre de réunion. Je hasarde une hypothèse : les tenants de la psychiatrie académique, dominants dans les C.H.U., ont su persuader la ministre que cette psychiatrie académique représentait bien la psychiatrie, et madame la ministre, elle-même professeur de médecine en C.H.U., n'a pu que reconnaître en ses collègues, chargés d'enseigner les jeunes générations, l'élite de la profession. Mais « élite » n'est pas obligatoirement synonyme d'avant-garde, ni de groupe de personnes bien au fait de la situation du plus grand nombre. Et c'est ce qui explique, peut-être, le fossé qu'on perçoit d'emblée entre le tableau dépeint par cette élite, et la situation vécue par les gens de terrain. Comme s'il existait deux psychiatries qui n'auraient presque en commun que le nom.

V. Comment résumer et conclure ?

Après un rappel, visiblement utile, de ce qu'est la psychiatrie, une analyse critique des mesures préconisées par madame la ministre, et des commentaires sur l'interview d'icelle parue dans *Le Monde*, comment conclure, le plus simplement possible, sur ces problèmes des plus complexes ?

1°) Un fait semble acquis : même les « politiques » (dont la ministre), même la presse, reconnaissent que la psychiatrie est sinistrée, et que ses praticiens et autres soignants sont épuisés, découragés, démotivés, après avoir été longtemps, en vain, en colère et prompts à sonner l'alarme.

2°) Ceci admis, on est frappé, y compris dans les propos tenus par ceux mêmes qui constatent les dégâts, par l'absence de référence à l'histoire, qui a pourtant amené à cet état, comme s'il s'agissait d'un fait de nature, de génération spontanée, existant de toute éternité, ce qui est faux.

Il n'est pas question, ici, de ressasser de façon masochiste une histoire passée qui est douloureuse, mais de comprendre comment on en est arrivé là. Car ce « comprendre » est nécessaire si on veut éviter les recommencements, ou la poursuite de ces cheminements désastreux. Et comprendre, contrairement à ce qu'a prétendu, de façon parfaitement obscurantiste, monsieur Manuel Valls, ce n'est pas forcément excuser ; bien au contraire, cela peut être fixer les responsabilités. Et que serait agir sans comprendre ?

Or, tous les propos tenus sur l'état de la psychiatrie font l'impasse sur cette histoire, souvent encore récente, de la psychiatrie. Serait-elle inconnue de nos interlocuteurs-décideurs ? Ou bien, sous prétexte de se focaliser sur l'avenir, faudrait-il la taire, la garder secrète, car, sinon, on risquerait tenir des propos qui fâchent, qui mettraient cruellement au pilori ceux que l'histoire montrerait comme responsables de l'état plus qu'inquiétant de la psychiatrie ? Faire l'impasse sur l'histoire, c'est aussi taire le fait que l'état de la psychiatrie n'a pas toujours été aussi calamiteux, et qu'elle a connu, malgré difficultés et insuffisances, une période d'essor et de créativité, une époque où, dans le monde entier, on enviait notre système psychiatrique français, et sa politique de secteur. Que peut donc signifier cet éventuel désir de ne pas savoir, en particulier chez des décideurs ?

Et de quoi s'agit-il ? De l'héritage des grands cliniciens, spécialement français ou germaniques, superbement ignorés de la psychiatrie d'outre-Atlantique qu'on a essayé de faire substituer en force à cet héritage[20]. Même si cet héritage comportait un aspect « botaniste » cultivé jadis par les

20 Voir le battage publicitaire organisé par les labos pharmaceutiques, allant jusqu'à offrir gratos à chaque médecin français un exemplaire des successifs D.S.M.

« jardiniers de la folie » qu'étaient les aliénistes, nos prédécesseurs, il reste un thésaurus inégalé que n'atteignent pas les « critériologies » « modernes », effarantes de simplisme.

Mais, autre apport décisif, c'est chez ces aliénistes que sont apparus les plus sévères et profondes critiques de l'asile, de la pratique psychiatrique asilaire, suite au « grand renfermement du XIXe siècle » (le « mouvement désaliéniste » cher à Bonnafé) ; critique de l'asile donnant naissance à la « psychothérapie institutionnelle », analysant et traitant comme un malade le fonctionnement de l'H.P. pour lui permettre d'être soignant, et introduisant de multiples pratiques et techniques innovantes, dont des psychothérapies désormais permises, chez des malades jusque-là inabordables, ceci grâce à l'arrivée des médicaments psychotropes.

3°) Or, ces conquêtes, laborieusement acquises en des décennies, ont été littéralement torpillées en quelques années par la gestion managériale de « l'hôpital-entreprise » sous prétexte d'« évaluation », de « rigueur », le tout accompagné d'une régression culturelle impressionnante.

Il ne s'agit pas de « crise », mais d'inanition ; même les psychiatres de C.H.U., pourtant peu enclins à la contestation, devant les exigences supplémentaires d'économies (sur les effectifs soignants en particulier), protestent : « Nous sommes à l'os ! ». Et cette pseudo culture de la rigueur témoigne, chez les « autorités », d'une méconnaissance totale de ce qu'est la psychiatrie et ses pratiques. Un de nos collègues psychiatres en C.H.U., le professeur Reynaud, de Villejuif, pour une fois bien inspiré, insistait pourtant, à juste titre, sur sa nature et son champ à la fois bio-psycho-social.

On peut saluer le fait que la nouvelle ministre, qui trouve en arrivant une telle situation, soit la première qui déclare nocive et à répudier l'idéologie de l'hôpital-entreprise et les méthodes managériales qu'elle a introduites, avec ses multiples « effets pervers » : privilégier les actes et les malades qui « rapportent » dans l'immédiat à la trésorerie de tel hôpital au détriment des autres, se conduire ainsi comme une entreprise privée à but lucratif, donc trahir la mission de service public ; encaisser des journées d'« hôpital de jour » fictives (réduites à tel ou tel acte), le tout au détriment national de la sécurité sociale, etc.

Nous considérons la nouvelle ministre comme une collègue ayant l'avantage d'être compétente professionnellement en tant que médecin, et personnellement honnête. Et nous serions heureux que cette dernière qualité s'étende à la politique qu'elle sera amenée à mener en tant que ministre. Nous avons dû apprendre malheureusement par le passé combien la chose s'est révélée difficile.

Nous pouvons comprendre qu'en ce XXIe siècle, même un médecin hyper-compétent dans son domaine d'activité, ne saurait maîtriser à lui seul tous les domaines de la médecine, la plupart ayant connu des développements prodigieux. Un ministre ne peut assumer sa lourde et vaste charge qu'avec l'aide de conseillers multiples et divers[21]. Mais tout le problème réside dans la qualité, la compétence de ces différents spécialistes, dans les critères présidant à leur choix. Et, de ce côté, avouons que, trop souvent, nous n'avons pas été édifiés[22]. L'entregent et les relations de copinage politique

---

21 À l'image même de l'interniste dans son activité.

22 Lors de la réunion d'une association satellite du P.S., consacrée aux problèmes de la médecine, nous avons été effrayés d'y voir, comme experts, un néphrologue et un psychiatre connus tous deux de tous côtés comme porteurs des idées les plus rétrogrades tant en médecine qu'en politique. Au cours d'un long entretien que j'eus rue de Solferino, avec le personnage qui m'était présenté comme le responsable au P.S. des problèmes de la santé, je fus effaré, comme visiblement son attachée parlementaire, de l'invraisemblable ignorance qu'il montrait concernant la plupart des problèmes abordés.

ou personnel priment trop souvent sur la qualité et la compétence.

Malgré la déception que les premières informations, analysées et critiquées ici, ont provoqué, nous aimerions garder espoir qu'en cette situation limite, la pratique psychiatrique soit enfin bien reconnue, comprise, et bénéficie d'un traitement digne.

Chapitre III
Le livre *Psychiatrie : l'état d'urgence* des professeurs Leboyer et Llorca

I.

C'est alors que les professeurs Marion Leboyer et Jean-Michel Llorca publient chez Fayard un livre au titre digne des lanceurs d'alerte : *Psychiatrie : l'état d'urgence*, titre attirant l'attention, voire « accrocheur », ce que souligne la manchette rouge « 12 millions de Français concernés ». Je m'abstiendrai, après lecture scrupuleuse du livre, de lui attribuer un qualificatif global, car le sujet, de par sa gravité, nécessitant un débat sérieux et serein, doit faire éviter l'emploi, qui serait tentant, de qualificatifs orduriers auxquels il importe de ne pas se laisser aller.

Car les auteurs, avec ce titre alléchant, sont bien des ouvriers de la onzième heure volant maintenant au secours – très platonique – de la psychiatrie[23]. Ils ne semblent pas d'ailleurs avoir perçu le sens profond du vocabulaire qu'ils emploient : l'« état d'urgence », c'est ce qui permet de prendre des mesures d'exception en matière de police, de maintien, ou de rétablissement de l'ordre, et on verra sur pièces qu'il s'agit bien de cela. Dans cette optique, certains[24], avec une certaine perfidie, qualifient l'état présent, désastreux, de la psychiatrie de « système de soins à bout de souffle » ou « en crise », comme si cette situation de catastrophe ne résultait que de l'échec d'une orientation fâcheuse prise par elle-même depuis deux ou trois décennies, interprétation qui est une mystification caractérisée. En effet, on ne voit pas trace dans cet ouvrage des nombreuses directives explicites venant des « autorités » (politico-

---

23 Ce qu'on appelait en 1944 « les résistants du mois de Septembre ».

24 Dont le professeur Llorca, dans un article paru dans *Le Monde* du 8 septembre 2018. Cf. plus loin.

administratives), qui ont directement amené la situation de sinistre qu'on est bien obligé de reconnaître finalement.

Le livre est honoré d'une préface du théoricien bien connu du « déclinisme », Nicolas Baverez. Il y résume de façon très rigoureuse le contenu et l'esprit qui président à l'ouvrage, résumé confirmé par les auteurs dans leurs introduction et préambule. On y parle du « mur de silence » dressé autour de ce drame sanitaire, ignorant visiblement, ou feignant d'ignorer, que depuis plus d'une décennie, les professionnels de la psychiatrie ont sans cesse crié « casse-cou », et que, *vox clamantis in deserto*, les autorités et décideurs, voire la presse et les médias, sont restés sourds. Et, avec les auteurs, monsieur Baverez se permet de prôner les idées des deux auteurs comme une « refondation de la psychiatrie », psychiatrie dont le tort (unique ?) serait « le retard, voire l'absence de diagnostic », imputable sans doute à l'incapacité des professionnels, « l'insuffisance et la médiocrité de l'offre de soins » ; « l'offre dysfonctionne », écrit-il, sans que l'expert-prophète dise en quoi. De même, en ce qui concerne « l'insuffisante formation des médecins et infirmiers » dont l'origine est, à l'en croire, un mystère. Mystère aussi sur les raisons des « délais de consultation pouvant dépasser neuf mois ». De même, si on doit constater que « les hospitalisations contraintes et les mesures de contention et d'isolement sont élevées », on se garde de signaler qu'auparavant, leur nombre avait considérablement baissé, et qu'il a récemment remonté, sans doute pour des raisons qui relèvent, aussi, du mystère. De ces dysfonctionnements et abus, un seul exemple est donné, celui du C.H.U. de Saint-Etienne. Et puis, tout en « dysfonctionnant », la psychiatrie coûte cher, alors que la révolution numérique et l'intelligence artificielle devraient au contraire permettre des économies...

Le tout résulterait de « choix arrêtés, dit-il, au début des années 1960 ». C'est, dit monsieur Baverez, non démenti par les auteurs, la faute à la « fossilisation ». Retenons bien cette date, et observons ce « feu sur la sectorisation » dont, dit-il, « la rigidité s'oppose aux nécessités de l'évolution du système de santé ». Celle-ci est assénée comme une évidence que « justifie » l'obscurité de la formule : quelle nécessité, quelle évolution ? Là aussi, mystère. Les affirmations catégoriques sans preuves continuent de pleuvoir : « Le secteur a échoué à casser la ghettoïsation », « la stagnation des malades dans l'hospitalisation continue ». La négation catégorique des progrès, au contraire obtenus par la politique de secteur sur ces plans, avant qu'un renversement de tendance, plus récent, ne les annule, sous la plume des préfaciers et des auteurs, laisse perplexe ; ces derniers n'attribueraient-ils pas à l'ensemble de la psychiatrie publique, sectorielle, les graves manquements qui sont en réalité ceux de leurs propres services et de ceux de leurs collègues, qui, précisément, n'ont jamais joué le jeu de la sectorisation ?

Que proposent, alors, monsieur Baverez et les auteurs ? De s'inspirer des expériences étrangères. Et ceci, alors que de toutes parts on nous enviait le système français, sectoriel, et que les systèmes sanitaires des États-Unis, de Grande-Bretagne, d'Italie, étaient loin d'ambitionner la satisfaction, étaient retardataires, archaïques et non démocratiques (inégalités flagrantes dans l'accès aux soins), voire s'apparentant au désastre. Il semble ici se confirmer que plus une contre-vérité est massive, plus elle a de chances d'être présentée et admise comme LA vérité. Monsieur Baverez et les auteurs vont jusqu'à donner aux psychiatres des hôpitaux, ex-médecins des asiles, des leçons de déstigmatisation des maladies et malades mentaux, alors que c'est au sein des hôpitaux psychiatriques que sont nés la critique de l'enfermement asilaire, et la lutte effective contre ces tares, en particulier, et par l'invention et la pratique de structures de soin extra-hospitalières. À l'opposé de ce que laissent entendre monsieur Baverez et consorts, ce ne sont pas les professionnels de terrain qui ont institué les impostures successives du « budget global » et de la « tarification à l'acte », de la soi-disant efficacité de « l'hôpital-entreprise » dit « rentable ».

Et monsieur Baverez de prôner une régulation par « une agence nationale » dont il ne nous dit rien concernant la composition de cette usine à gaz venant se superposer aux agences régionales de santé en une aggravation du pouvoir de la technocratie, des soi-disant « experts » dans la poursuite de son seul but : les économies, lesquelles ont pourtant fait largement la preuve de leur nocivité, le tout basé finalement sur l'absence d'analyse des causes réelles du marasme de la psychiatrie.

Car si dans le livre, comme dans l'article cité, on fait grand bruit sur l'ampleur des dégâts, on est beaucoup plus avare dans la recherche de ce qui a pu l'amener où l'on en est arrivé. Là dessus, sur certaines circonstances et conditions que même madame la ministre signale clairement, le livre réussit cette prouesse consistant à faire silence total. Disons tout de suite que cet état sinistré où est parvenue la psychiatrie résulte directement de mesures et directives politiques émanant clairement des autorités politiques et administratives, et en aucun cas des professionnels, dont la majorité a critiqué, voire lutté (pas suffisamment, certainement) contre l'orientation et le contenu dangereux des « réformes » (ou contre-réformes !) qui revenaient sur des progrès et acquis. Faut-il rappeler sans cesse que nous nous faisions, nous, professionnels, quand nous criions « casse-cou », traiter de « Cassandres catastrophistes »[25] ?

Ce qui ne veut pas dire que nous, les professionnels, nous n'avons eu aucune responsabilité dans l'avènement de ce désastre, responsabilité résidant essentiellement dans le fait de l'insuffisance des moyens mis en œuvre pour contrer ces politiques désastreuses, et dans les failles survenues à ce sujet

25 On sait pourtant que la stratégie des Machiavel, de tout temps, a été de « diviser pour régner ».

dans l'unité de la profession. Comme je l'ai fait dans un précédent ouvrage[26], je réserverai un chapitre spécial à ce point.

En se livrant à une lecture critique minutieuse et rigoureuse du livre, on est amené à relever que malgré l'appel explicite qu'il contient à « dépasser les clivages d'écoles et de pensée », il est délibérément orienté, et ne laisse place à aucun point de vue autre que le sien, d'une part, et, d'autre part, qu'il fait l'impasse sur ce qui, dans les politiques officielles, a mené la psychiatrie là où elle en est. Tout, finalement, se réduit, à en croire les auteurs, à des problèmes techniques, d'orientation scientifique défectueuse, incombant sans doute à l'« idéologie » des professionnels de terrain. Mais sur le rôle des décisions et orientations politiques venues d'« en haut », répétons-le, pas un mot.

Cependant, le chapitre préliminaire de l'ouvrage, traitant de l'histoire de la psychiatrie, chapitre indispensable si l'on veut comprendre quelque chose aux problèmes actuels, s'avère, très relativement, quand même, comme ce qui est le plus véridique dans tout l'ouvrage. Ce qui ne veut pas dire que certains oublis portant sur des faits majeurs, ou certaines inexactitudes, pour employer un terme modéré, ne sont pas à relever.

Ainsi, du rôle positif, libérateur de Pinel et de son surveillant-chef Pussin[27], de la découverte par Bayle de la paralysie générale (démence syphilitique) influant sur l'orientation anatomo-clinique de la psychiatrie au XIXe siècle, du rôle de Charcot, avec l'hystérie, quant au futur développement par Freud, son stagiaire et assistant étranger, de la psychanalyse des névroses. De l'importance éminente des écoles de clinique allemande et française, avec Kraepelin

---

26 *La psychiatrie sinistrée. Défense et illustration de la psychiatrie*, 2007, L'Harmattan.

27 « Que faites-vous devant un agité ? » – « Je le détache, monsieur ! ».

(la « démence précoce »), puis, plus dynamique, en Suisse, avec Bleuler (la « schizophrénie »), la révolution du docteur Toulouse, créant à Sainte-Anne le premier service libre : on peut désormais être hospitalisé sans être interné : c'est l'Hôpital Henri Rousselle. Enfin, le drame de « l'extermination douce » (la thèse de Lafon, à Lyon) : la mort par inanition des malades mentaux dans les H.P. sous l'Occupation et Vichy.

Mais, sur nombre de points, l'information fournie est incomplète, partielle, voire partiale. Ainsi, de la naissance de la « psychothérapie institutionnelle », à Saint-Alban, dont on ne nous dit rien, et pour laquelle on ne nous cite que Bonnafé[28]. Sur l'antipsychiatrie, Cooper est oublié, Basaglia laissé sans explications sur ses réalisations (Trieste, Bologne) et sur le deal politique qui les a permises, et aussi sa terrible bévue de fermeture des H.P. dans toute l'Italie, précipitant les malades dans la rue. Foucault a droit de cité, sans un mot sur son funeste et aveugle G.I.A. (Groupement information asiles). Côté médicaments psychotropes, hommage mérité à Laborit, mais silence sur la première de l'utilisation thérapeutique du Largactil par ses collègues psychiatres du Val-de-Grâce, ceci avant même Deniker.

Mais il y a, dans ce panorama historique de la psychiatrie, une absence qu'on eut pu croire invraisemblable : le nom d'Henri Ey n'est même pas cité ! Un Ey qui fut le fondateur et longtemps le directeur de l'extraordinaire bibliothèque médicale de Sainte-Anne ; l'animateur du Cercle d'études psychiatriques, véritable enseignement libre, presque seul enseignement de la psychiatrie, où des centaines de

28 Je n'ai rien, évidemment, contre cet hommage à un homme qui fut, pour moi, un maître, un camarade et un ami ; mais, de cet hommage sont exclus Tosquelles (inconnu au bataillon !), Balvet, qui fut un personnage décisif, celui qui unit les progressistes, mon maître Daumezon, à Fleury-les-Aubrais, Sivadonà (Ville Evrard), et Le Guillant à Villejuif (les « C.T.R.S. »).

psychiatres se sont formés ; le premier directeur des trois tomes de psychiatrie de l'*Encyclopédie médico chirurgicale*, où il avait recruté les auteurs les plus prestigieux, dont les articles ont été remplacés par les directeurs ultérieurs par des articles insipides ; l'auteur, avec Brisset et Bernard, du meilleur *Manuel de psychiatrie* ; auteur des *Études psychiatriques* et d'ouvrages fondamentaux de psychopathologie ; le premier président, et le président du congrès fondateur de l'Association mondiale de psychiatrie.

Si on donne à deux reprises la référence de l'étude d'évaluation I.N.S.E.R.M. de l'efficacité comparée des psychothérapies psychanalytiques versus thérapies cognitivo-comportementales, le fait que les critères choisis pour la comparaison aient été ceux ayant cours dans les seules thérapies comportementales, n'est pas mentionné. Pourtant, devant le tollé suscité par une telle méthodologie « scientifique », monsieur Douste-Blazy, alors ministre de la Santé, avait fait retirer cette étude du site du ministère. Ce qui avait eu par ailleurs le tort de faire esquiver l'opportunité d'une vraie discussion scientifique à ce sujet.

Les D.S.M. (dictionnaires statistiques [américain] de la médecine, ici, des maladies mentales) ont droit à tous les éloges malgré leur extrême pauvreté culturelle : critériologie régressive[29] par rapport à l'exigence formulée par Claude Bernard pour une nosographie véritable, « fondée sur une dynamique ». On vante son mérite d'instrument assurant la validité inter-juges.

Mais on passe sous silence ce qui est pourtant bien précisé dans la préface du D.S.M. 3 : un instrument essentiellement propre à guider l'usage des médicaments. D'ou le financement et la plus large et généreuse diffusion assurée « gratos » par les firmes pharmaceutiques. Son

---

29 Son ignorance totale de l'apport des écoles cliniques française et allemande.

prétendu « a-théorisme » est compatible avec son imprégnation par les idéologies pragmatique, positiviste, voire organiciste par ailleurs des plus sommaires. C'est ce qui a constitué pendant au moins deux décennies la bible obligatoire, la base sans appel de l'enseignement universitaire de la psychiatrie : apprendre à « coder » sur les échelles multi-axiales. C'est ce qui a été vivement critiqué par nombre de praticiens, ce qui a amené un groupe d'entre eux à élaborer (Jean Garrabé, maître d'œuvre) une autre classification, française, à l'exemple de la classification élaborée sous la direction du professeur Jean Misès pour les pathologies infanto-juvéniles. De tout cela, pas un mot dans le livre.

Mais c'est sur deux sujets que cette introduction historique et générale montre, de façon évidente, son parti-pris idéologique sous couvert de « science » : la psychanalyse et le secteur psychiatrique ; attaques en règle ou (mal) dissimulées, qui mériteront ici des études spéciales.

II. Sur un article du professeur Llorca : « Un système de soins à bout de souffle. »

Auparavant, paraissait dans le numéro du 8 septembre 2018 du *Monde*, un article du professeur Llorca : « La psychiatrie ; un système de soins à bout de souffle », qui me donna l'occasion d'écrire à monsieur François Béguin, qui avait recueilli ses propos dans la lettre qui suit, dans laquelle, faute de pouvoir reproduire l'intégralité de l'article, je m'efforce de suivre point par point l'argumentation de monsieur Llorca et d'y répondre, ceci en m'appuyant sur mon expérience professionnelle en psychiatrie, de 1961 à 1997.

J'intercale ici les remarques sur cet article parce que la forme article-interview a le « mérite » de dire les choses plus crûment, donc plus clairement.

Paris, le 8 septembre 2018

Cher monsieur Béguin,

Qu'il soit permis à un vieux routier de la psychiatrie publique, autrefois responsable de secteurs rattachés à des hôpitaux généraux, jusqu'à la chefferie d'un service des plus remarqués de l'Hôpital Sainte-Anne, de faire quelques remarques au sujet de l'interview du professeur Lorca dans laquelle j'ai du mal à reconnaître la discipline que j'ai pratiquée quelques décennies, tant le tableau et les problèmes qu'il évoque me semblent, comme sans doute à beaucoup de nos collègues, ceux d'un tout autre monde que celui que j'ai connu.

On reprendra, point par point, d'une façon qu'on pourrait dire presque « scolaire », les formules mêmes employées par le professeur Llorca, les unes surprenantes, les autres quasi révoltantes ; car les laisser sans commentaire, les admettre comme « de bon sens » contribuerait à ouvrir de fausses pistes, voies ouvertes pour la continuation du sinistre dont souffre la psychiatrie.

« UN SYSTÈME À BOUT DE SOUFFLE » ?, en elle-même, la formule tend à indiquer que c'est la psychiatrie, telle qu'elle a été pratiquée jusqu'ici, qui est tombée en panne, de par son épuisement spontané, découlant du type de pratique qu'elle aurait eu tort de se donner, et qui l'amène à cet étouffement. Dans la même optique, on parlera plus loin de « crise de la psychiatrie ». Avec, à la clé, l'impasse faite sur la politique imposée de l'extérieur, par voies administrative, bureaucratique, comptable : idéologie de l'« hôpital-entreprise », soi-disant « rigueur » (purement comptable), économique ô combien. De plus, le terme de « système » vous a une de ces petites allures péjoratives, évoquant l'esprit de système, le « systématisme ».

Les CARACTÉRISTIQUES et raisons invoquées par le professeur Llorca pour invoquer une « crise » (interne, cf. plus haut) de la psychiatrie, sont en OPPOSITION, en contradiction totales avec ce qui motive de façon évidente les mouvements de protestation, les grèves (au besoin, de la faim), survenant dans divers hôpitaux, contre LA CARENCE, voire LE PILLAGE DES CRÉDITS DE LA PSYCHIATRIE, utilisés comme « variable d'ajustement » (professeur Buzyn).

L'AUGMENTATION DU NOMBRE DE PATIENTS EST-ELLE SEULE EN CAUSE dans cette dégradation ? Pourquoi cette IMPASSE SUR LES AUTRES FACTEURS : insuffisance, au départ, voire rabotage de crédits de la psychiatrie, dégradation qualitative des pratiques.

L'« OFFRE » (de moyens), en regard, par les autorités, « N'AURAIT PAS SUIVI » ? L'emploi du terme d'« offre » a ici un timbre d'humour noir, sinistre même, quand les autorités ne parlent que de restrictions drastiques comme seule « offre ».

« DANS CERTAINS ENDROITS », la situation n'est plus tenable ; ces « certains endroits » semblent pourtant se manifester de plus en plus en MAINTS ENDROITS. Minimisation visible, qui se rapproche de celle opérée par madame la ministre Buzyn, qui, elle, trouve qu'il ne faut pas généraliser quant à l'ampleur des dégâts, en se gardant bien de citer des sites hospitaliers qui bénéficieraient de l'aisance...

Sur le PEU D'ÉCHO DE CETTE SITUATION DANS LE DÉBAT PUBLIC, alors qu'un Français sur cinq a ou aura des « problèmes psychiatriques », le professeur Llorca énonce les explications traditionnelles : déni, préjugés, méconnaissance sans explication aucune, là aussi, impasse sur le silence des officiels, et, pendant longtemps, silence de la presse, des médias pourtant alertés par les professionnels, car il ne faut pas soulever les questions qui fâchent, ni ouvrir la boite de Pandore, ce qui amènerait à révéler qui sont les « responsables » de la situation (par exemple, dans la pénurie de médecins, de psychiatres, le double *numerus clausus*... c'est-à-dire les « politiques », les technocrates, les soi-disant économistes de la santé, lobbys médicaux malthusiens...).

Prendre « LA » dépression comme exemple caractéristique, emblématique du désastre psychiatrique, est à la fois réducteur et cependant éclairant. La psychose, la schizophrénie pèsent d'un poids et posent des problèmes incommensurables, bien que paradoxalement moins visibles dans les médias. Mais en ce qui concerne les états dépressifs, on assiste à une dégradation sur deux plans : clinique et thérapeutique, que le professeur Llorca laisse de côté : dégradation clinique, d'abord parler de LA dépression, alors qu'il s'agit d'états, de processus hétérogènes, que les cliniques, principalement allemande et française, ont remarquablement décrits et distingués : mélancolie de la P.M.D., dépressions « atypiques » des psychoses, névrotiques, des « états-limites » ; mais, sous l'influence de la psychiatrie américaine (les D.S.M.), on a abandonné ces nécessaires distinctions, parlant désormais de dépressions « grosses, moyennes, et petites » (*sic*)[30], oublié aussi que les moments dépressifs font partie de la vie humaine et que l'incapacité à se déprimer est une pathologie parfois grave, qu'on qualifie parfois de façon aberrante de « dépressions masquées ». Dégradation thérapeutique, d'autre part : on s'inquiète (enfin !) de la consommation massive d'antidépresseurs : prescriptions aberrantes par des généralistes, plus que par des psychiatres, ordonnances de plusieurs antidépresseurs, en un simplisme clinique expéditif, ultra rapide, dénoncé justement par les professeurs Even et Debré.

Ce qui semble inquiéter le plus le professeur Llorca, c'est que la psychiatrie coûte cher, toujours trop cher, plus cher – ô scandale – que cancers et affections cardio-vasculaires, et cela pour des résultats discutables. Ce qui va aller au devant

30 Comme l'humoriste Max Régnier classait les poissons en « petits, moyens et gros ».

des désirs et obsessions des princes qui nous gouvernent : comment faire, sur ce terrain, des économies, et encore des économies.

Vient alors la sans cesse et inévitable, encore que tout à fait contestable, comparaison des affections psychiatriques, avec des affections organiques. Comme on voudrait que la psychiatrie rentre dans le rang, dans leur rang ! Elle serait enfin scientifique, croit-on, même si assimiler l'hétérogène allait à l'encontre de l'esprit scientifique ; lequel exige entre autres l'adéquation des méthodes aux objets des sciences ; peine perdue, foin de la spécificité de l'objet de la psychiatrie : bio-psycho-social ! D'où ce parallélisme tiré par les cheveux avec le cancer : même « stigmatisation », mêmes « parcours éclatés », d'où la suggestion qu'on emploie pour la psychiatrie les mêmes remèdes qui ont fait progresser la cancérologie : « Des plans, des moyens, un Institut national du cancer et un opérateur national qui définisse et pilote une vision stratégique de la psychiatrie » (suivez le regard décelant les vocations pour cet emploi...). Monsieur Llorca n'a-t-il jamais entendu parler des nombreux plans pour la psychiatrie, dont l'inénarrable plan Douste-Blazy, plans dans la lignée de laquelle madame la ministre refuse justement de s'inscrire ? Jamais entendu parler du *Livre blanc de la psychiatrie*, œuvre collective de toutes les catégories de psychiatres, qui à l'époque n'attendaient pas la survenue d'un sauveur suprême et solitaire ?

« LE FINANCEMENT NE PREND PAS EN COMPTE L'ACTIVITÉ DES ÉTABLISSEMENTS PSYCHIATRIQUES. » Qui oserait contester ce constat ? Mais monsieur Llorca réduit la portée de ce terrible constat, qui n'assure même pas la continuité des activités traditionnelles, minimum nécessaire. Alors, comment serait-il capable d'assumer « les besoins liés aux bassins de population », « à la prévalence de certaines pathologies dans tel ou tel territoire », « les innovations mises en place » ?

« LES BUDGETS ONT ÉTÉ AUGMENTÉS » (?). On ne sait où monsieur Llorca a trouvé cette information ; l'affirmer lui permet de modérer, limiter sa critique à celle d'une augmentation dite insuffisante, car incapable seulement de tenir compte de l'augmentation des demandes et besoins.

« SORTIR LA PSYCHIATRIE DE LA PAUPÉRISATION » ne requerrait-elle que la mise en place (technique !) d'un mode de financement adapté à la psychiatrie ? On semble oublier la triste (et coûteuse) expérience d'une telle « adaptation », qui a consisté en l'essai d'application du P.M.S.I. à la psychiatrie ; la montagne technologique a accouché d'une souris pourtant facilement prévisible : « Le P.M.S.I. (censé donner une base technique au mode de financement) n'est pas applicable à la psychiatrie. » Il semble qu'en l'absence d'imputation de cette paupérisation à la non-volonté politique des « décideurs » d'assurer le développement, voire la survie de la psychiatrie publique, l'origine de cette paupérisation relève du mystère, ou comme d'une sorte de calamité naturelle, inévitable.

« ENTRE 1990 ET 2011, ON (?) EST PASSÉ DE 120 000 À 55 000 LITS DE PSYCHIATRIE. » Ailleurs, d'autres sources fournissent le chiffre, non de 50 %, mais de 70 % pour la suppression des lits. Dans le désir évident de limiter l'ampleur des dégâts, monsieur Llorca ajoute : « SI LE DISPOSITIF CRAQUE, CE N'EST PAS PARCE QU'ON A FERMÉ DES LITS, MAIS PARCE QU'ON N'A PAS REDÉPLOYÉ LES MOYENS VERS DES STRUCTURES AMBULATOIRES. » À supposer que cette affirmation/dénégation soit exacte – et on verra que ce n'est pas le cas –, on devrait se demander qui sont les responsables/irresponsables de ce jeu de Bonneteau, d'escamotage... Quant à la véracité de la négation des dégâts occasionnés par la suppression massive de lits, comment peut-on ne pas savoir qu'hospitaliser un patient en psychiatrie, voire en urgence, relève actuellement du casse-tête ou du prodige ? De plus, la réduction aussi massive des lits a abouti à ne garder hospitalisés que les malades les plus gravement affectés, ce qui a donné au climat de beaucoup de services une tonalité psychique difficilement supportable.

Et monsieur Llorca ajoute : « AU COURS DE LA MÊME PÉRIODE, MOINS DE 13 000 PLACES ONT ÉTÉ CRÉÉES DANS DES STRUCTURES ALTERNATIVES À L'HOSPITALISATION. » 13 000 créées contre plus de 75 000 disparues, c'est effectivement peu, d'autant que ces créations n'étaient pas des créations vraies, mais de ces redéploiements trop rares...

Le terme de « STRUCTURES ALTERNATIVES À L'HOSPITALISATION », s'il est trop souvent repris, et à tort, par nos collègues eux-mêmes, est, comme on l'a vu, une invention originale du vocabulaire des technocrates. Il devrait être banni du vocabulaire des cliniciens-thérapeutes dignes de ce nom et non adopté comme concept « honorable ». On a vu pourquoi. Ce n'est pas là le luxe d'une discussion linguistique. Là réside un problème de fond. Car l'utilisation du terme non médical d'« alternative à », est une perversion politique, technocratique, d'une des idées-forces qui fondent pratique et doctrine du secteur : l'hospitalisation n'est qu'un des moyens de traiter. Mais partir de là – et cela s'est dit et fait, hélas –, c'est dévier vers ces idées qu'il faut « éviter à tout prix » l'hospitalisation, voire l'affirmation que, s'il est vrai qu'elle peut être sur-iatrogène, « l'hospitalisation serait en elle-même intrinsèquement mauvaise » ; il y a là un détournement inacceptable de la politique de secteur. C'est peu s'avancer que d'affirmer que ce détournement a des pseudo-justifications, sinon économiques, tout au moins comptables à courte vue, car cela, finalement, se paie cher.

Dire que c'est « ENCORE TROP DE PATIENTS HOSPITALISÉS » est « LE TENDON D'ACHILLE DU MODÈLE FRANÇAIS » ne peut être laissé sans réponse. Le modèle français en psychiatrie est, jusqu'à nouvel ordre (ou contre-ordre !), la pratique de secteur. Qu'après des débuts encourageants, le fait qu'une politique dite « de rigueur » ait stoppé cet élan, en particulier par l'obstacle financier mis à la création de structures extra-hospitalières, n'entache nullement le « modèle français », dont on a en principe prôné l'application, sans en fournir les moyens ; en particulier pour les secteurs créés au sein d'hôpitaux généraux (un tiers des secteurs), qui n'avaient pas de patrimoine hospitalier à redéployer. Mais il y a eu, aussi, au sein même de la profession (des psychiatres) des tièdes, voire pire, dans l'application de la politique de secteur. Il serait instructif de préciser lesquels...

Quant à dire que trop de malades sont hospitalisés (les « inadéquats » de nos technocrates), c'est, pour l'essentiel, une contre-vérité : parlons plutôt de dérive non clinique dans l'emploi et les indications et non-indications de l'hospitalisation (cf. plus haut) : ne sont plus guère hospitalisés que des patients qu'on ne peut laisser vivre en dehors, vu la gravité de leur état et faute d'autre solution ; par contre on ne peut, faute de place, hospitaliser des patients dont l'état clinique le justifierait ; au point, comme on l'a vu, que des malades acceptant leur hospitalisation font l'objet de certificats d'internement, afin de forcer la porte de l'hôpital ! Quant à des malades qui stagneraient dans nos services, sans projets thérapeutiques, ils existent sans aucun doute, mais comme pis aller déplorables par carence de moyens permettant d'assumer, par des solutions extra-hospitalières, la chronicité d'un certain nombre de cas.

Qualifier l'organisation en secteur de « BELLE IDÉE TRÈS AMBITIEUSE » procède d'une arrière-pensée hostile fort mal dissimulée. On sent, non formulé explicitement, une certaine condescendance, le soupçon d'utopie irréaliste, d'« idéologie » ; « EN CINQUANTE ANS, CET IDÉAL EST DEVENU UN CAPHARNAÜM ORGANISATIONNEL » (*sic*) (« on vous l'avait bien dit » clameront certains...). Et « LE DISPOSITIF S'EST SCLÉROSÉ » ; la formulation « S'EST » indique bien que le mal serait interne, celui d'un système qui porterait en lui les tares dont il crève ; mais comme la politique de secteur était affirmée comme la doctrine officielle de la République, il était difficile à ses adversaires de l'attaquer ouvertement ; d'où ce relatif silence observé un temps par des adversaires honteux, qui attendent des « jours meilleurs » pour exprimer leurs thèses. C'est sans doute ce qui se prépare. Les formules telles que « capharnaüm » et « sclérose » employées par monsieur Llorca, pour qualifier le secteur, ne sont que les prémisses. À distance, monsieur Sarkozy (discours d'Antony) annonçait pourtant déjà la couleur : « un seul patron à l'hôpital : le directeur », c'est-à-dire l'homme qui va remettre de l'ordre.

Le professeur Llorca évoque des « RÉFORMES SUCCESSIVES MAL DIGÉRÉES », sans préciser lesquelles, d'où l'impossibilité de savoir si leur « indigestibilité » était due à la mauvaise qualité intrinsèque de ces « réformes », et leur trop grand nombre, où si ce sont les personnels de la psychiatrie publique qui ont eu le grave tort de ne pas les comprendre (par défaut de cette sacro-sainte « pédagogie » ?) et d'en empêcher la juste réalisation. Mais quelles réformes ? Celle de la loi sur l'internement ? Sur la tarification à l'activité ? Sur la gouvernance de plus en plus administrative et comptable de l'hôpital géré comme une entreprise ? Sur la formation des personnels de santé ? (*numerus clausus*, disparition des internats et des diplômes d'infirmiers spécifiques à la psychiatrie ?). L'imprécision des formules, en tout cas, n'est jamais bon signe, et ce phénomène se reproduit dans la suite de l'interview :

On évoque « LE RETARD MIS À CERTAINS DIAGNOSTICS », alors que le problème est en réalité l'allongement des listes d'attente pour la première consultation (des mois, voire une année, comme en pédopsychiatrie, mais pas seulement là).

Et ces formules sibyllines : « LES BESOINS ONT CHANGÉ » (en quoi ?) ; « LA PSYCHIATRIE A CHANGÉ » ; « ON NE TRAITE PLUS COMME AVANT » ; « L'ORGANISATION NE CORRESPOND PLUS À L'ATTENTE », certes, mais, là aussi, imprécision et ambiguïté : attente de qui, de quoi, en quel sens ? ; il faut « ADAPTER LES MISSIONS DU SECTEUR » (révisionnisme sous couvert de « réalisme » et de « modernité ») ; rendre « LE SYSTÈME PLUS LISIBLE ». Formules d'allure apparemment progressistes (« la modernité », « le changement », etc.), face à de supposés « conservateurs », mais cachant en fait une situation de régression sur toute la ligne : faiblesse confinant à l'épuisement des équipes soignantes, désormais mal préparées (par le diplôme D.E.) aux soins psychiatriques, 50 % des postes médicaux non pourvus, désespérance et démotivation proportionnelles à l'enthousiasme d'antan, qui était fondé sur l'humanisme d'une psychiatrie de la personne, organisation bureaucratique minant la transversalité dans les équipes multiprofessionnelles, temps consacré au compte rendu des activités l'emportant bientôt sur le temps consacré aux activités, elles-mêmes, exigence d'un rendement à court terme, plus soucieux d'économie comptable que de qualité des soins, régression clinique et culturelle sous l'égide de la bible américaine, que sont les D.S.M. d'une indigence culturelle désolante, perte des possibilités de maintien d'une culture soignante auto-élaborée lors des années fastes, tentation permanente de faire rentrer à force, malgré l'échec flagrant, reconnu officiellement, de la tentative d'y appliquer le P.M.S.I., la discipline psychiatrique dans le moule somatique « M.C.O. ». Les remèdes proposés récemment par madame la ministre apparaissent visiblement inefficaces pour contrer cette dégradation, car identiques aux directives prônées pendant plusieurs décennies, avec les résultats qu'on voit...

« LES RÉPONSES SONT PLUS SPÉCIALISÉES », et on semble avoir ainsi soulagé les équipes psychiatriques du poids du travail en direction des personnes âgées et des sujets en proie à des addictions, alcooliques ou autres, des personnes illustrant le spectre de l'autisme. Mais les personnels de santé attachés à l'abord de ces pathologies poussent eux aussi des cris d'alarme concernant la faiblesse extrême de leurs moyens de travail dans leur propre domaine. On n'a fait que déplacer les problèmes, répartir et diviser la pénurie.

C'est le domaine de la pédopsychiatrie qui semble le plus préoccupant, car souffrant de carences trop évidentes pour qu'elles soient ignorées, « LE NOMBRE DE PÉDO-PSYCHIATRES A CHUTÉ DE MOITIÉ EN DIX ANS », un phénomène « QUI S'EST INSTALLÉ PETIT À PETIT, PRESQUE INSIDIEUSEMENT » (*sic*). Ce qui, visiblement, d'après ces formulations, ne pose au professeur aucune question sur l'origine, le pourquoi de ce désastre : un phénomène comme naturel, un miracle à l'envers. De plus, ce constat sec, sans questionnement ni explication permet, de par sa massivité en pédopsychiatrie, de masquer le déficit qui frappe non seulement la pédopsychiatrie, mais l'ensemble de la psychiatrie publique.

Quant à « LA RECHERCHE QUI PROGRESSE (?) MAIS RESTE ÉGALEMENT LE PARENT PAUVRE DES FINANCEMENTS PUBLICS », elle pose une question : en quoi aurait-elle progressé ? En quoi l'I.N.S.E.R.M. aurait-il contribué à ces « progrès », introuvables en dehors d'une étude paradoxale sur la comparaison de l'efficacité des psychothérapies psychanalytiques versus cognitivo-comportementales, où les critères choisis étaient ceux utilisés dans ces dernières ? ... Il faut dire que les psychiatres des hôpitaux et leurs organisations syndicales et scientifiques n'ont pas fait œuvre fructueuse en renonçant à leur projet (Brisset) d'une Fondation pour la recherche en psychiatrie au profit d'un soi-disant « entrisme » au sein de l'I.N.S.E.R.M...

Tel est le bilan qu'on peut tirer de l'interview, d'une page entière, dans « le journal de référence », interview d'un collègue professeur chargé de la formation de nos futurs collègues. On critiquera sans doute le bilan que nous en faisons ici, comme étant uniquement un bilan « à charge ». Mais peut-on vraiment relever, dans les réponses du professeur Llorca, des éléments qu'on dirait « positifs », tant en ce qui concerne la situation actuelle, dont tous les observateurs s'accordent, pour une fois, pour la juger désastreuse... qu'en ce qui concerne les issues et remèdes à proposer ? À travers des formules générales et par trop vagues, il est surtout question d'une « MEILLEURE ORGANISATION, COORDINATION ». Mais de coordination de quoi, sinon de l'« existant », qui est catastrophique. De « FAIRE ÉVOLUER LE SYSTÈME » (???). Mais vers quoi ? Vu certaines remarques émaillant l'interview, on peut craindre le pire. Car on aura remarqué que monsieur Llorca n'a pas fait la moindre allusion à une période, qui a bien existé pourtant, non de « vaches grasses » ou de je ne sais quelles « Trente Glorieuses », mais de progrès dans la manière de traiter, de créativité dans les méthodes, de cohésion interprofessionnelle des équipes, d'afflux d'infirmier(e)s et de médecins enthousiastes dans leur construction d'une psychiatrie désaliéniste. Le mouvement progressiste et fructueux de la « psychothérapie institutionnelle » n'est même pas cité par monsieur Llorca. L'ignorerait-il ? Il donne, en ouvrier de la dernière heure, aux praticiens du secteur des leçons de déstigmatisation, semblant méconnaître ceux qui, sur cette voie, ont été les plus ardents, Bonnafé ou le professeur Delay. Mêmes observations concernant le conseil-prescription d'« UNE COLLABORATION PLUS RÉELLE AVEC LES PATIENTS ET LEURS FAMILLES », alors que c'est justement l'instauration des pratiques du secteur qui a donné le coup d'envoi et le plein élan à ces indispensables pratiques. Ce qui ne veut pas dire que tout a été parfaitement réalisé, loin de là, mais c'était le courant dominant et, semble-t-il d'avenir.

Aussi, il est à craindre qu'à la lecture des réponses de monsieur Llorca, les professionnels qui ont opéré des décennies et opèrent encore sur le terrain, qui se coltinent les malades et leurs pathologies au long cours, non seulement n'y reconnaissent pas la psychiatrie qui se pratique à grand peine, mais, aussi, s'indignent d'une telle présentation, comme étant injuste vis-à-vis des corps professionnels qui, dans leur masse, malgré les pires difficultés, n'ont pas démérité.

Nous ne vous tenons évidemment pas pour responsable des propos et idées énoncées par votre interviewé, mais il nous paraît absolument nécessaire de vous faire savoir que ces propos et idées ne sauraient représenter ce que pense le corps de nos professions directement impliquées dans ces graves problèmes.

Bien sincèrement à vous.

Docteur J.-P. Descombey

Ainsi, *Le Monde* a-t-il ouvert ses pages à un véritable champion de la désinformation. Mais il y a lieu aussi de s'inquiéter du fait que l'auteur d'un tel article-interview, de par ses fonctions de professeur, soit chargé d'instruire les jeunes générations de psychiatres. Le fait-il dans l'esprit et dans le type d'information qui président à l'article-interview dont nous avons essayé de rendre compte ? Ce serait fort inquiétant.

III. Sur le secteur psychiatrique

Nos auteurs nous annoncent qu'ils vont nous exposer « la philosophie du secteur psychiatrique ». Rien que ça ! En fait, on verra vite qu'ils accumulent sur le sujet des propos grinçants, « mauvais », au sens que ce mot revêt dans l'expression « l'œil mauvais ». Qu'on en juge par ce florilège de perles d'inculture dont nous ne vous épargnerons rien. Et ajoutons qu'il ne s'agira jamais de formules constituant une attaque ouverte, franche et loyale ; plutôt des termes faussement modérés, condescendants, de cette hypocrisie doucereuse que manifestent certains prélats de haut rang à la « main succulente ». Ces apparentes retenues et modération cachent très mal, ou plutôt laissent vite transparaître ce qu'il faut bien appeler une haine recuite. Mais pourquoi cette fausse modération, cette prudence apparemment inutile ? Parce qu'attaquer franchement, ouvertement le secteur, qui a constitué une innovation, un progrès professionnel, une ambition « démocratique » (mettre à la portée, en tous lieux, et de TOUS, acteurs comme bénéficiaires, des soins de la meilleure qualité possible), ferait mauvais genre, réac' avoué[31]. Et puis, semblent déplorer nos auteurs, « l'attachement à la politique de secteur RESTE (je souligne) très fort chez les professionnels », « malgré sa complexité (*sic*) et ses résultats plutôt contrastés en termes de soin ». Et on le comprend ! Car si tout, dans son application, est loin d'avoir été réussi, et que « les moyens » font trop souvent défaut, le secteur est vécu à juste titre d'une part comme un cadre donnant, heureusement, des obligations de soin, d'autre part comme dessinant un périmètre protecteur, au sens de garantie contre les atteintes qui peuvent être portées contre sa réalisation ; une sorte de « garde-fou », non contre les malades, mais contre les nuisances pouvant venir des technocrates et des rétrogrades.

Qu'on en juge sur pièces, sur les formules employées, révélatrices : « organisation très visionnaire », « idéal

31 À de rares exceptions près, les réactionnaires ne se présentent plus comme tels, s'ils ne prétendent pas, même, **être des « révolutionnaires »…**

aboutissant à un capharnaüm organisationnel », « système de soin à bout de souffle », choix (on devine lequel !) entre « une fausse bonne idée, ou une sacrée bonne idée ». Et ce qui est présenté comme une sorte d'utopie, en proie à quelque fâcheuse idéologie, « n'a pas atteint l'ensemble des objectifs ambitieux » (« trop grande ambition »). Suivent les reproches et « défauts » les plus incroyables : « reste hospitalo-centrique » (!), et, « généraliste, n'assume pas la spécialisation des problèmes », « la diversité des problèmes », ni « la coordination avec les autres intervenants sanitaires, médico-sociaux » et, comble dans l'« échec », « n'a pas su métaboliser les réformes successives ».

Bref, toute la panoplie des arguments traditionnels opposés régulièrement aux initiatives de progrès : utopie ! Manque de réalisme ! Rigidité (coupable !), dogmatisme dans le maintien des principes, et puis il y a, dans la critique, cette attitude supérieure, marquée de condescendance, comme le fait d'être de ceux qui, seuls, savent.

D'où ces critiques, choquantes parce qu'injustes, mais qui s'expliquent par le fait que, visiblement, nos auteurs ne connaissent pas la réalité de la pratique du secteur, qu'ils ne se sont visiblement jamais trouvés eux-mêmes au cœur vivant de cette pratique, sinon ils ne pourraient pas en parler comme ils en parlent. Ainsi du temps, de l'énergie considérable, employés, très utilement, à apporter aide et soutien aux familles des malades, à être en contact régulier avec ce qu'on appelle, dans le jargon sectoriel, « les pivots sociaux de la communauté », à suivre au long cours des malades qui, apparemment vont bien, cliniquement, car on sait que la chronicité est le mode évolutif de la plupart des affections psychiatriques. Et accuser le secteur et ses partisans et acteurs d'hospitalo-centrisme, il faut le faire ! Ces jugements erronés, injustes, témoignent même de l'incompétence en la matière de ces accusateurs : par exemple, s'étonner qu'une forte proportion de soignants, (d'infirmières, etc.) restent affectés aux unités de soins hospitaliers, fait qui est tout simplement lié au fait que c'est là que sont soignés les cas les plus graves, nécessitant soins et assistance intensifs, laisse pantois. On observe dans ce « style » de polémique le procédé ultra-classique de la surenchère masquant (mal) la carence personnelle.

Il reste, en finissant, deux points, encore, à préciser :

1°) La campagne de dénigrement du secteur psychiatrique, en conjonction avec la soi-disant « rigueur comptable » (en fait, économie d'inanition[32]) est en train de réaliser l'objectif de la mort du secteur psy.

Ceci en citant l'« expert Coldefy » : « Le secteur n'existe plus comme unité géographique », soit : « La fin de l'unité administrative. » Notons en passant que l'« expert Coldefy » définit – à tort – le secteur comme basé sur un nombre de lits. Faudrait-il lui rappeler que les textes fondateurs du secteur se basaient, eux, sur la desserte de populations de 60 à 70 000 habitants[33]. Lors d'une réunion de la C.M.E. de l'hôpital Sainte-Anne, on nous lut une circulaire ministérielle dans laquelle il était dit que « le secteur psychiatrique reste la base, etc. ». J'intervins ainsi : « Si je comprends bien, nous sommes des restes. » Éclat de rire général, ce rire collectif n'était pas seulement une pure réaction affective ; il contenait, voire constituait une pensée politique responsable.

2°) Mais pourquoi cet acharnement, cette haine de nos professeurs de psychiatrie contre le secteur ? Disons

32 Car la réalisation de la politique de secteur ne pouvait que coûter cher : équipements extra-hospitaliers, création de nombreux postes ; mais dépenses nécessaires pour sortir la psychiatrie de son état indigne.

33 On fera remarquer que les changements dans le vocabulaire employé sont souvent significatifs de changements profonds d'optique politique : on ne parle plus de nation, de citoyens, mais on dit « le pays » ; plus de communes, de départements... ou de secteurs… mais de « territoires ».

d'abord, globalement, que c'est parce que contenus, pratiques et « philosophie » du secteur font horreur à nos deux auteurs, qui expriment en cela, malheureusement, l'esprit de la majorité des psychiatres universitaires. Et, dans le détail, il s'agit d'une opposition catégorique sur plusieurs plans :

1. L'institution du secteur psychiatrique fut une des dernières mesures (1960) induites, depuis la Libération de 1944, par les idées exprimées par « Les jours heureux », titre (clandestin) du programme de réformes économiques, sociales et politiques, élaboré dans la clandestinité par le Conseil national de la résistance, groupant, sous l'autorité de Jean Moulin, les mouvements, syndicats et partis résistants. Certes, les professeurs de médecine n'en n'avaient pas été, dans leur masse, partie prenante, à part de notables exceptions ; Robert Debré, Louis Pasteur Valery-Radot, et le jeune Paul Milliez... Et leurs jeunes successeurs ignorent sans doute l'existence de ce respectable passé.

2. La politique de secteur n'a pas été élaborée par des technocrates, des politiques en vue, et encore moins par des psychiatres universitaires, mais par l'aile la plus éclairée, évoluée, progressiste des médecins des hôpitaux psychiatriques, autour d'Henri Ey ; ceux qui critiquaient, de l'intérieur, le système asilaire, lequel ajoutait, greffé sur les maladies mentales, un surplus pathologique, comme en une deuxième maladie ; c'était aussi « le groupe de Sèvres » et le groupe « Batia » animé par Julian de Ajuriaguerra. Ils étaient appuyés efficacement en cela par un groupe de grands serviteurs de l'État : messieurs Aujaleu, Rivière et l'inoubliable Marie-Rose Mamelet, soit des administrateurs dignes de ce nom, comme l'E.N.A. et l'École de Rennes n'en n'ont pas fourni.

Or, il est de fâcheuse tradition, trop souvent suivie en France, de combattre toute initiative, même et surtout de progrès, d'intérêt général, si on n'est pas soi-même le groupe qui en est l'initiateur. C'est ce qui semble bien s'être produit ici. La maîtrise de l'élaboration et de l'application pratiques de la politique de secteur a échappé aux « élites » qui n'avaient pas participé à sa naissance. Le rappel de ces faits, de ce conflit, suscite régulièrement une vive réaction, ce rappel étant considéré comme incorrect, voire indécent, et laissé sans suite rectificative.

3. Le but était d'instituer dans tout l'hexagone et les T.O.M. un maillage d'unités de soins de psychiatrie publique pour chaque groupe de population de 60 à 70 000 habitants des deux sexes. Cette construction, même en partie inachevée, a suscité en de nombreux pays l'admiration et l'envie. Mais s'est constituée en France une dualité de deux types de pratique, presque même deux mondes différents, voire opposés :

- celui de ceux qui appliquent la politique de secteur (en règle les médecins des hôpitaux psychiatriques) ;
- ceux qui arrivent à s'en dispenser (j'en ai donné quelques exemples ci-dessus, dans ma critique des mesures prônées par la ministre).

Ainsi, on a pu opposer l'excellence académique d'une psychiatrie centrée sur certaines pathologies démonstratives pour l'enseignement (« beaux cas »), et pour des recherches hautement spécialisées, jusqu'à la parcellisation, ce qui amène à délaisser certaines pathologies, en particulier les chroniques, qui n'auraient pas la noblesse des pathologies valorisées par cet écrémage[34]… opposer, donc, … aux pratiques commandées par la politique de secteur, laquelle se veut expressément « généraliste », assumant toutes les pathologies, n'en rejetant, en principe, aucune. Ce principe généraliste est considéré, par l'idéologie exprimée par nos

34 D'autant que l'immense majorité des affections mentales (névroses, psychoses, perversions) ont un mode évolutif chronique.

deux auteurs, comme impliquant un bas niveau culturel, voire frappé d'une dégradation qualitative, et de l'incapacité à affronter la spécificité de certaines problématiques[35].

Pour justifier cette défausse des obligations qu'implique le secteur, des universitaires ont invoqué la charge, la surcharge de travail qui leur incombe en tant qu'enseignants ; l'obligation de suivre au long cours des malades stabilisés, par exemple, devrait leur être épargnée.

À cela on se doit de rétorquer :

– Qu'à cela ne tienne : les universitaires pourraient très bien assumer les obligations du secteur, y assurer accueil, traitement et suivi de tous types de pathologies, en n'étant chargés que de secteurs « allégés », correspondant à une population limitée à 30 ou 40 000 habitants – par contre, s'ils n'assument pas, dans leur pratique, tous types de pathologies, ne faut-il pas être amené à penser que leur enseignement sera en conséquence incomplet, amputé ? Comment peut-on enseigner une pratique qu'on ne pratique pas soi-même ?

– Et si les universitaires semblent supporter à eux seuls toute la charge de l'enseignement, c'est qu'ils ont tout fait pour mettre fin à l'enseignement collégial instauré par le ministre Edgar Faure, après Mai 1968, formation qui était assurée par des psychiatres de tous types d'exercice ; universitaires, psychiatres de secteur, des hôpitaux, et d'exercice libéral[36]. Enseignement collégial, qui n'avait pas démérité. Cette « réforme à l'envers » (comme beaucoup de « réformes » actuelles) a, il faut le dire, abouti à un

35 Je m'attarderai, dans un chapitre ultérieur, sur les manquements effectifs de maints services de secteur en ce qui concerne l'abord et le traitement de certaines pathologies particulières, telles que, par exemple, les addictions. Mais cela n'incrimine point les principes du secteur, mais, dans ce cas, un déficit culturel et une non-analyse des contre-attitudes.

36 Cet enseignement collégial, de riche contenu, figurait au programme de l'Association de psychiatres en formation où militaient, ensemble, dès avant 1968, des internes tant des C.H.U. que des H.P.

appauvrissement de contenu et de culture de l'enseignement officiel, celui-ci étant parfois même réduit à une initiation à l'usage du D.S.M. et des médicaments psychotropes.

– Si, officiellement, seuls les universitaires en psychiatrie sont enseignants, les psychiatres des hôpitaux, quand ils ont des internes dans leurs services, assument vis-à-vis d'eux position et fonction d'enseignants, de fait, non négligeables.

4. Alors que l'ère du secteur a permis de multiplier les modalités de prises en soins, d'en instaurer de nouvelles, dans une créativité sans précédent, grâce d'abord à l'éclairage fourni par la critique, de l'intérieur, par ses praticiens, de la psychiatrie asilaire : institutions extra-hospitalières ; hôpital de jour (qui est né avant tout dans les H.P.), hôpital de nuit, foyers, C.A.T.T.P., visites à domicile, ateliers thérapeutiques, clubs, tous outils ayant leurs indications propres, on observe ce paradoxe : des collègues qui n'ont pas participé à ce mouvement « désaliéniste », osent parler, au sujet du secteur, de « capharnaüm organisationnel », d'« empilement de structures » où les praticiens eux-mêmes ne se retrouveraient pas. Je pense que ce sont ces procureurs qui, et pour cause, ne s'y retrouvent pas eux-mêmes.

L'abandon du cadre sectoriel comme base administrative dans la psychiatrie publique (abandon qu'on qualifiera bientôt de « réforme »), n'est qu'un des aspects de la régression culturelle (« l'expert » Coldefy), et même, on vient de le voir, régression citoyenne, politique. On a souvent répété que la manière dont une société traite « ses fous » constitue un reflet significatif de la « qualité » de son fonctionnement social. Ce ne sont pas les évènements récents qui vont venir réfuter cet adage.

Ainsi, apparaît très significatif l'énoncé par nos auteurs des 24 propositions de mesures « pour sortir la psychiatrie de l'état d'urgence ». Un certain nombre d'organismes-usines à gaz propres à « évaluer », « réformer », mettre de l'ordre ; le joyau sommital étant un « opérateur » national s'appuyant sur les A.R.S.[37] et autres chargés de mission itinérants, inspecteurs des travaux finis, ou à peine ébauchés[38]. Rien n'y manque, ni ces « équipes mobiles », ce que Bonnafé appelait des « S.A.P.U. », le « *case management* », le « portail national » prodiguant de la pédagogie « athéorique », c'est-à-dire des « éléments de langage » « athéorique », c'est-à-dire idéologique, des « indicateurs » d'évaluation fournis par une « haute autorité » pourtant déjà auteure de bévues. Bref, tout et n'importe quoi, sauf le secteur. On peut être ainsi assuré que va se poursuivre ce qui a en partie contribué à la ruine de la psychiatrie, réduite par inanition. On peut aussi être assuré que pour ces postes, surtout les suprêmes, les candidats sont d'ores et déjà prêts. Dans cet organigramme, le secteur a d'ores et déjà disparu. Aucune mention n'est faite, en regard, de ce qui l'a réduit à l'inanition et des mesures qui pourraient réparer les dégâts, rien de ces constats et propositions que même la ministre, madame Buzyn exposait, sans d'ailleurs proposer de solutions efficaces, réalistes.

Si on évoque, de loin et en termes généraux et vagues, le nombre insuffisant et l'insuffisante formation des personnels médicaux et infirmiers, on se garde bien d'évoquer même simplement les sources des méfaits dont le secteur a fait les frais : des *numerus clausus*, concernant médecins et spécialistes, de l'absence de formation en soins psychiatriques prodiguée par le diplôme d'infirmier(e)s D.E., désormais seul imposé, sur la pénurie en lits organisée par des comptables

37 Agences régionales de santé, sortes de super-préfectures de santé, dont les chefs, qui sont les fonctionnaires les mieux rétribués de la République, ont eu jusqu'ici pour tâche essentielle... de faire des économies.

38 Rappels fâcheux d'un certain Jdanov, qui expliquait à Prokofiev, Chostakovitch, Katchatourian, etc., comment il convenait de composer.

irresponsables, et au sujet de laquelle on aura seulement énoncé cette « vérité » prudhommesque telle que « le tort n'a pas été de supprimer des lits, mais de ne pas avoir créé de structures extra-hospitalières » ; structures extra-hospitalières au sujet desquelles on a créé le terme aussi ronflant que stupide d'« alternatives à l'hospitalisation ».

Pour faire bon poids, on fera profession de foi, quelque peu démagogique, en faveur de la « déstigmatisation » de la maladie mentale, et des intérêts des malades et des familles, les ouvriers de la onzième heure faisant là dessus la leçon à ceux qui triment sur de tels problèmes depuis des décennies en utilisant pour cela... la politique de secteur.

Tel est le monument, empreint d'un « immense mérite » (*sic*) que la brosse à reluire de monsieur Baverez, dans sa préface, fait briller pour nous : la déconsidération du secteur, instrument essentiel de ce qui fut la « révolution psychiatrique ».

Pour essayer, en concluant, de comprendre le pourquoi de cette invraisemblable et oxymorique affirmation que le secteur serait agent d'hospitalocentrisme, et, si on veut accorder aux auteurs de cette contre-vérité absurde la reconnaissance de leur possible bonne foi, il faut pointer une confusion décisive des langages de nos auteurs, qui, comme l'« expert » Coldefy, considèrent le mot « secteur » comme correspondant à une réalité de nature administrative. C'est ce qui leur permet de parler d'hospitalocentrisme à propos du secteur ; celui-ci ayant le tort (?) d'être géré par l'hôpital (il faut bien, pour créer une nouvelle structure, la faire gérer par une structure administrative pré-existante), il serait donc *ipso facto* hospitalocentré. Mais c'est là entendre le secteur comme un rouage administratif, et non comme le cadre d'organisation de structures de soin, et « en même temps » toutes sortes de pratiques et même toute une idéologie (au sens noble de philosophie, et non de doctrine fermée, dogmatique, comme disent tous les réactionnaires). Et ceci n'empêche pas nos auteurs de nous annoncer l'exposé de « la philosophie du secteur », exposé que nous attendons encore de nos auteurs. Ceux-ci ont le droit de ne pas être partisans du secteur (bien que jusqu'ici, celui-ci soit encore la loi à respecter et appliquer), mais cela ne saurait leur donner le droit de juger une réalité dont ils ignorent superbement les éléments essentiels et fondamentaux.

IV. Sur l'incidence de la psychanalyse en psychiatrie

L'autre bête noire de nos auteurs est la psychanalyse. Et, là encore, pas question d'attaquer de front, à découvert, mais de se réfugier derrière la sentence d'organismes ayant le prestige de « l'expertise »[39] : la H.A.S. et l'I.N.S.E.R.M.[40].

La H.A.S., à propos d'un problème bien choisi pour cela (vu la complexité de l'étiologie probable du « spectre des autismes »), légifère ainsi : vu « l'absence de données concernant leur efficacité » (celle des abords psychanalytiques), vu « les divergences des avis », on ne peut conclure « sur la pertinence des interprétations fondées sur les approches psychanalytiques » (recommandations de la H.A.S. de mai 2012). Ne pas pouvoir conclure aboutit finalement à la recommandation de ne pas les employer. À ce sujet, nos auteurs ne signalent ni ne rectifient une bourde commise dans la sentence de l'H.A.S., à savoir la confusion établie entre l'emploi de techniques psychanalytiques dans une institution et la « psychothérapie institutionnelle ». Visiblement, les « experts » de la H.A.S. (de même, sans

39 Terme ronflant, très employé depuis quelque temps, qualificatif ayant la vertu de dispenser celui à qui il est attribué de déployer le moindre argument.

40 Respectivement « Haute autorité de santé » et « Institut national de la santé et de la recherche médicale ».

doute, que nos auteurs) ne savent pas ce qu'est la psychothérapie institutionnelle, qu'ils entendent comme « la psychanalyse employée comme outil thérapeutique dans l'institution », alors qu'il s'agit pour ses tenants de traiter le fonctionnement de l'institution psy, malade, pour qu'elle soit apte à soigner, et ceci par l'analyse de son fonctionnement. Mais, visiblement, les augures de la H.A.S. ignorent cette plus que différence et condamnent d'un seul coup psychanalyse comme technique et psychothérapie institutionnelle. Condamner l'emploi d'une pratique dont on ignore la nature, voilà qui, assurément, « fait autorité ».

Dans la foulée, avait été proposée par la H.A.S. l'interdiction du « *packing* », technique des enveloppements humides, dits « *packs* », introduite par le psychanalyste américain Woodbury lors de son séjour professionnel dans les « institutions de XIIIe arrondissement »[41]. Il est intéressant de remarquer que « l'efficacité » tant recherchée des méthodes ne fait ici l'objet d'aucune mention. Pourtant, la pratique des *packs* permettait de voir des sujets habituellement réticents, voire mutiques, se mettre, dans le *pack*, entourés d'un groupe de soignants, à parler d'abondance ; fait qui a pu amener à la comparaison avec la situation de rêve : le dormeur, à l'abri de tout passage à l'acte par la suppression de toute motilité, est plus libre de parler sans contrôle. Mais cette technique a le « tort » de mobiliser (les détracteurs « économistes » diront d'« immobiliser » !) pendant plus d'une heure tout un groupe de soignants ; d'où la renonciation trop fréquente à son emploi depuis que la pénurie s'est installée. Nos auteurs signalent que ces polémiques – les packs ont été qualifiés de « méthode dégradante » par « diverses associations de parents

41 Première expérience de sectorisation en France, inaugurée par les psychiatres-psychanalystes Lebovici, Diatkine et Paumelle ; expérience dont nos auteurs ne font aucune mention, même de son existence.

autistes »[42] – ont eu le mérite de relancer le débat sur les méthodes thérapeutiques...

Mais, avec une pudeur de gazelle, ils font silence complet sur la campagne de lynchage professionnel qu'a dû subir leur collègue professeur de pédopsychiatrie à Lille : Pierre Delion. Sa « réhabilitation » n'a pu être obtenue que par son appel à l'Ordre des médecins, resté jusque-là bien silencieux.

L'autre « expertise », dite « expertise collective », est celle effectuée sous l'égide de l'I.N.S.E.RM., en 2004, portant sur l'évaluation comparative des méthodes psychothérapiques psychanalytiques, cognitivo-comportementales, systémiques. Elle conclut à la plus grande validité des secondes. Mais nos auteurs omettent de signaler que, dans cette étude, on avait pris comme critères d'évaluation ceux utilisés en psychothérapie cognitivo-comportementale. Dans ces conditions, le résultat ne faisait pas de doutes. Ce fut un beau tollé et l'inénarrable professeur Douste-Blazy, alors ministre de la Santé, fit retirer cette expertise du site du ministère. Ce qui, par ailleurs, empêchait désormais, comme « nulle et non avenue », toute opportunité de discussion sérieuse et approfondie, comme si, du fait du retrait de l'expertise du site ministériel, il n'y avait plus de problème, ni même de fait !

Mais, dans l'ouvrage de nos auteurs, cette « expertise » est citée à trois reprises. Et quant à utiliser des techniques

---

42 Le summum de cette campagne obscurantiste a été atteint par le docteur C. Koupernik qui, dans un article paru dans *Le concours médical* (numéro du 27 février 1982), confond (par erreur, ignorance, ou volontairement ?) les *packs* avec une torture employée dans les « H.P. spéciaux » soviétiques, et consistant à ligoter le patient-détenu avec des linges enroulés comme des cordes, linges mouillés qui, en séchant, serrent cruellement le sujet ; comme je disais que si Koupernik répandait cette confusion par ignorance (hypothèse la plus indulgente), il aurait mieux fait de se taire ; Koupernik écrivit en réponse : « Descombey m'ordonne de me taire ! »

psychanalytiques, le résultat final est net : il ne sera plus question d'utiliser des techniques en liaison avec les théories psychanalytiques. Ainsi sont citées à plusieurs reprises, dans la liste des psychothérapies : les psychothérapies cognitivo-comportementales, l'entraînement à la remédiation cognitive, et aux « habilités » sociales, la psychothérapie interpersonnelle, et des rythmes sociaux... tout sauf les thérapies psychanalytiques !

C'est pourquoi nos auteurs accordent la plus grande et particulière attention à la pédopsychiatrie. Celle-ci, en effet, attirait de préférence des psychiatres ayant une formation et des options psychanalytiques, car comme la pédopsychiatrie se saisissait de problèmes encore évolutifs, l'approche psychodynamique y semblait la plus cohérente. Mais si on fait l'impasse sur celles-ci et sur le côté évolutif des problèmes en pédopsy, on risque fort de verser vers une psychiatrie défectologique, comme au bon vieux temps de Dupré, des constitutions, de la « dégénérescence ». Et, dès lors, il n'est plus question de psychothérapies, mais de rééducations, d'une sorte d'orthopédie psychique, comme l'intitulé de certaines « psychothérapies » l'admet. Il y a là, non seulement un terrain appauvri, mais quelque chose qui serait à reconquérir (« *reconquista !* ») sur ce qu'on appelle l'idéologie[43].

Aussi, on ne saura jamais, à la lecture du livre, ce que peuvent être les psychothérapies psychanalytiques, le silence étant la meilleure tactique, car ne permettant ni n'exigeant aucune argumentation... Les seules indications fournies sont d'ordre historique, la psychanalyse étant censée n'être plus qu'un objet d'histoire, du passé (« le XIXe siècle » !) : coup de chapeau au jeune assistant étranger (octobre 1885-février

43 On en est venu à appeler couramment idéologie, celle des autres, ou tout simplement les idées des autres, qu'on ne partage pas. Par postulat, ses propres idées ne sont jamais de « l'idéologie », mais tout simplement LA vérité.

1886) Sigmund Freud, chez Charcot, sa dette vis-à-vis du maître concernant l'hystérie (la seule publication de Freud en français « sur les différences entre paralysies organiques et hystériques », et la traduction allemande des *Leçons* de Charcot). Un rappel succinct des « théories, hypothèses » sur les conflits inconscients sous-jacents aux rêves, actes manqués, symptômes... Mais le silence est frappant, significatif sur un changement radical dans la discipline médicale la plus classique, différence que nos auteurs signalent bien... mais pour se lamenter de la confusion trop fréquente des deux disciplines. Et confusion par qui ? Le grand public ? Les psychiatres ? ... Les psychanalystes ? ... Les professeurs Leboyer et Llorca ?

Bref, voilà la psychanalyse reléguée dans le domaine de l'histoire (on ne va pas, quand même, jusqu'à parler de ses « poubelles »). Elle aurait dominé la psychiatrie « jusqu'en 1976 ». Mais la psychiatrie biologique, les D.S.M. « a-théoriques », les données scientifiques fournies par les neuro-sciences, et, ajoute-t-on, « l'évolution des structures de soins » (?!), « les prises en charge ambulatoires » (re-*sic*), et même « dans le cadre du secteur » (re-re-re *sic*), auraient entraîné le déclin de la psychanalyse ! Sans s'apercevoir que ces innovations étaient initiées, mises en place par des psychiatres-psychanalystes, nos auteurs les présentent comme provoquant « une relative désaffection des professionnels de santé pour la psychanalyse ».

Silence par contre sur *Le livre noir de la psychanalyse*, instrument virulent de guerre anti psychanalytique, paru en parallèle au *Livre noir du communisme*, livre noir dont on retrouverait facilement les idées dans les développements de nos auteurs.

Mais, encore une fois, malgré une prometteuse phrase-annonce, au passage, sur « l'influence (de la psychanalyse) sur la manière d'appréhender la clinique psy et le soin », nous restons sur notre faim, alors que c'est là l'essentiel de ce que la psychanalyse a pu apporter. Il ne saurait en effet être question, il ne devrait s'agir de plaquer, « contre-plaquer » les techniques devenues classiques de la psychanalyse sur les « réalités psychiques » rencontrées en psychiatrie, ce qui serait contraire à l'esprit même de la psychanalyse. Mais la psychanalyse aura été la donnée révolutionnaire la plus audacieuse, justement dans la manière dont elle a subverti notre manière d'aborder les malades et leurs problématiques, et ceci jusque et y compris dans l'exercice de la médecine somatique. Qu'on songe à Balint[44], avec, son « médicament-médecin », prescription la plus importante et la plus délicate qui soit. Marginal ? Sans doute, mais bien dans la lignée freudienne qui est de prendre en cure les patients dont les médecins ne veulent pas[45]. Un Balint d'ailleurs totalement ignoré de nos auteurs, qui ne citent même pas son nom. Et c'est pourtant là que la psychanalyse a eu et a des rapports féconds avec la psychiatrie. La prise en compte des contre-attitudes soignantes dans le processus thérapeutique (cf. « la haine dans le contre-transfert », du psychanalyste britannique Winnicott), voilà qui éclairerait bien certains « préjugés » tant fustigés, mais n'épargnant pas les médecins. Mais ces contre-attitudes sont un autre chapitre ignoré de nos auteurs.

Malgré tout, nos auteurs, prudents, réservent l'avenir. « Peut-être que dans un contexte moins polémique » (*sic* !), dans le cas de certaines psycho-pathologies, une approche dynamique aurait un certain intérêt, à condition de trouver validation de son efficience et de se trouver en correspondance avec les apports des neurosciences ! Hosannah ! Le spectre de Jouvet et de ses travaux « concordants », sur le sommeil et le rêve avec les idées de la métapsychologie freudienne, viendrait-il là hanter l'univers de « la médecine précise » « basée sur les preuves » ?

---

44 Et à son livre *Le médecin, son malade, et la maladie*, Payot.

45 Les toxicos, alcooliques, délinquants, seuls patients de Balint qui, juif hongrois émigré, ne recevait pas de patients de ses chers confrères britanniques.

Mais, là aussi, il faut être clairs : la psychanalyse n'est obligatoire pour personne, même pour des raisons dites « professionnelles » ; le contraire serait d'ailleurs une monstruosité du point de vue psychanalytique. Personne n'est obligé de s'engager dans l'aventure psychanalytique. On n'est pas obligé de par la loi de se livrer, avant de s'occuper des autres, à un examen critique de soi-même ; mais il faut assumer la responsabilité de ce choix, positif ou négatif. Et la psychanalyse n'a pas réponse à tout, en particulier dans les domaines où elle n'a rien à voir, et où on sollicite si souvent son avis-oracle. Et, chaque fois qu'elle s'y est risquée, en général par l'entremise d'un de ses néophytes, ce fut un beau fiasco. On y risque sans cesse de verser dans ce que j'ai appelé le « délire para-freudien des jeunes analysés »[46].

Mais l'existence de la psychanalyse est un fait ; un fait culturel « incontournable », en principe. Malgré la mode snobinarde de soi-disant « briser les tabous », en y ajoutant « renverser les totems », pour faire sujet « cultivé » connaissant l'ouvrage de Freud, connaissance la plus souvent réduite à son titre... il est difficile de considérer son existence et sa portée comme nulles, vu qu'elle a apporté quelques lumières et vues nouvelles, souvent essentielles, sur l'humain normal ou pathologique. On peut ne souscrire à aucune des théorisations de Freud et de ses successeurs, mais cela n'autorise en rien à les considérer comme nulles et non avenues. Surtout, il faudrait éviter de conclure, si on a raté un train, que ce n'était de toute façon pas « le bon train », ou qu'il était carrément mauvais.

Or, malgré le souhait – et l'engagement – de nos auteurs de « dépasser les clivages d'école », ils n'en donnent pas l'exemple dans leur monument de librairie. Car dans le livre, qui fourmille d'informations et de détails (plus que de pensée), ce qui touche aux deux thèmes-objets de vindicte,

---

46 Jeunes, non par l'âge, mais par la jeunesse dans le métier, par analogie avec la « maladie des jeunes porchers ».

avoisine le vide. Mais c'est sans doute plus confortable, car le vide ne donne guère prise à la pensée critique. C'est, en tout cas, mon opinion de psychiatre et psychanalyste « émérite », puisque c'est ainsi qu'on nomme maintenant les retraités.

V.

L'attitude de nos auteurs vis-à-vis du secteur psychiatrique et de la psychanalyse dans ses rapports avec la psychiatrie étant facilement et bien caractérisée, le reste du développement par eux du tableau actuel, sinistré, de la psychiatrie et des positions prises à ce sujet par eux quant aux mesures à prendre pour y remédier, pourraient être l'objet, de notre part, de la poursuite de notre examen critique, ce qui nous amènerait à une augmentation considérable du volume de notre propre texte.

Nous nous contenterons pour cela, pour les autres sujets abordés par nos deux auteurs, de simplement les citer, avec, pour chacun, un commentaire aussi bref que possible, précisant en particulier son contexte. Qu'on en juge !

- C'est l'affirmation plusieurs fois martelée (souci de déstigmatisation oblige !) que « les affections psychiatriques sont des maladies comme les autres ». D'où cette tendance répétitive à opérer des comparaisons, plus analogiques que différentielles, avec des affections somatiques, le cancer en particulier. Comme si l'expérience, pourtant explicitement négative, d'application du P.M.S.I. à la psychiatrie n'avait pas été faite. C'est aussi ce postulat absurde et contraire à la réalité (« une maladie comme les autres ») qui a amené à justifier la suppression du diplôme d'I.S.P., formation spécifique pour infirmier(e)s psychiatriques, sous prétexte que, particulière, elle aurait été « ségrégative » et « stigmatisante ». Mais, dans le livre de nos auteurs, aucune mention n'est faite de cette bévue catastrophique des princes politico-administratifs qui nous gouvernent.

- C'est la fidélité sans faille, comme guide clinique, voire comme bible soi-disant « athéorique » au D.S.M., malgré l'extrême pauvreté clinique de ce guide, pauvreté qui ne pèse guère contre l'engouement pour le critère seul pris en compte dans le D.S.M. : sa valeur de « fidélité inter-juges ». On ne tient pas compte du fait que, par l'élimination de « tout ce qui dépasse », condition obligatoire pour obtenir des critères faisant consensus, on élimine en même temps tout ce par quoi pourrait se manifester un progrès, un affinement de la critériologie. Le progrès dans la connaissance a, en général, pour point de départ, quelque chose qui, précisément, fait exception à la règle.
- C'est le culte de l'évaluation, tout en ne s'appesantissant jamais sur la pertinence des paramètres choisis, ni sur ce qui a amené à ce choix. Mais l'évaluation est quand même, pour nos auteurs, ce qui permet de recommander « les bonnes pratiques ». Mais, faute d'avoir été évaluées, les méthodes inspirées par la théorie psychanalytique, non seulement ne sont pas recommandées, mais sont carrément proscrites. Sur quels critères d'élimination ? Mystère !
- C'est la réunion d'entités psychiques différentes sous le même label[47], réunion qui n'est pas critiquée, bien qu'elle aboutisse régulièrement à des confusions qui peuvent être bien plus dommageables que les inconvénients inhérents à la nosographie classique : ainsi LA (?) dépression dite « petite, moyenne et grande » (*sic*) en lieu et place des distinctions cliniques-psychopathologiques de « jadis », fusion-confusion qui ne suscite chez nos auteurs aucun commentaire critique, car ils ont

47 Par exemple : affections à manifestations « somatoformes » mêlant hystérie, affections psychosomatiques, hypochondries, etc.

complètement admis, intégré ces « changements » et parlent tout uniment de LA dépression, que celle-ci soit mélancolie, dépression névrotique, ou « atypique » (des débuts de schizophrénie), « *borderline* », ces termes apparaissant comme des curiosités pré-historiques, couvertes par une amnésie qu'on n'osera pas appeler « infantile ». D'autre part, le pur changement de nom de certaines affections : « bipolaires, T.O.C., attaques de panique, etc. » en lieu et place de « maniaco-dépressive, névrose obsessionnelle ou d'angoisse »... ne suscite aucun commentaire, à croire que depuis toujours a eu cours cette terminologie « moderne ». Et ce changement de terminologie, dans quels contexte et intention « athéoriques » a-t-il été opéré ?

- Un retard mis à obtenir un diagnostic est souvent déploré et fustigé ; avec raison. Mais ce grave défaut est présenté de telle manière qu'on peut croire qu'il s'agit là d'une perte fâcheuse de temps dans des hésitations par incompétence, ou négligence des cliniciens. Alors qu'il s'agit régulièrement d'un délai, scandaleux, il faut le dire, mis à programmer un premier rendez-vous avec un clinicien, et ceci du fait d'une « file active » débordant déjà les capacités d'accueil d'une équipe. Le silence de nos auteurs sur cet aspect, ou, plutôt sur l'unique raison d'un retard inadmissible, laisse songeur sur la qualité de l'information fournie au lecteur dans un ouvrage appelant à l'« état d'urgence ».

D'une manière générale, on est surpris de ne pas voir évoquer à la source de cet appel, les différents oukases politico-administratifs subis pendant deux à trois décennies par les professionnels de la psychiatrie, avec leurs conséquences mortifères, conséquences que madame la ministre Buzyn elle-même signale : suppression irresponsable de plus de 50 % des lits hospitaliers, double *numerus clausus* médical, incapacité du diplôme D.E. d'infirmier(e)s à fournir des soignants psychiatriques correctement formés, etc.

« L'inégalité des moyens en psychiatrie », sans cesse fustigée, n'est envisagée par nos auteurs que sous l'angle géographique, entre les « territoires ». Ce serait là la clé de tout le mal, bien que, dans cette perspective, la région parisienne, qui eut dû être parmi les régions favorisées, se révèle, paradoxalement, comme très insuffisamment pourvue en moyens... Et est passée complètement sous silence, l'inégalité dont souffrent de toute évidence les secteurs récemment créés et rattachés à des hôpitaux généraux (le tiers des secteurs) et non à un C.H.S. Surtout, ne serait-il pas plus rigoureux de parler d'une insuffisance, **inégale** certes, mais **générale** des moyens, dont témoignent les mouvements de grève survenant en tous lieux, et jusqu'à une grève de la faim, plutôt que de simple inégalité de moyens, déplacement du problème, et camouflage de sa gravité ?

Parmi les quatre grands évènement qui, pendant plusieurs décennies, ont contribué à une véritable « révolution psychiatrique », alors que la pratique psychiatrique n'avait guère évolué pendant plus d'un siècle, nos auteurs semblent n'avoir été, et n'être actuellement partie prenante que d'un seul : l'arrivée en force, décisive certes, des médicaments psychotropes, essentiellement neuroleptiques et antidépresseurs ; mais, alors que l'information médicale à ce sujet est entre les mains des labos, aucun problème de possibles « conflits d'intérêt » n'est soulevé. D'autre part, les trois autres évènements moteurs de la « révolution psychiatrique », que furent l'instauration du secteur, la subversion de fonctionnement que fut le mouvement de « psychothérapie institutionnelle » et de la psychanalyse, en particulier dans les changements dans les relations soignants/soignés, tout cela semble ne pas avoir laissé de traces dans la conception que nos auteurs se font de la psychiatrie. Parfois, on a même l'impression que certains de ces grands évènements (telle la psychothérapie institutionnelle) n'ont pas été compris de nos auteurs[48].

Enfin, dominant le tout, une importance particulièrement grande est donnée à la « déstigmatisation » de la psychiatrie et des malades mentaux, à leur nécessaire respect, et au respect, aussi, de la liberté individuelle des malades, celle-ci trop souvent mise en question (cf. le discours à la fois assez ignare et démagogique de Sarkozy à Antony, où sous prétexte de défendre les victimes de crimes commis par des malades mentaux, il crie « au fou », comme si tous les malades mentaux étaient des criminels). Or, cette campagne de déstigmatisation n'aurait rien de louable et d'honorable si elle n'était pas, ici, affectée d'une note qu'il faut bien appeler de son nom : démagogique ; car nos auteurs se présentent comme des « chevaliers blancs », comme les premiers et les seuls défenseurs de la liberté et de la dignité des malades mentaux, comme si, depuis des décennies, les médecins des H.P. n'avaient pas sans cesse bataillé sur ce plan. À part un coup de chapeau en passant au cher et seul Bonnafé, personne n'est nommé sur ce plan parmi les médecins des H.P., leurs organisations syndicale et scientifique.

La même injustice se manifeste au sujet de l'hospitalisation. Elle serait, disent nos auteurs, « encore trop fréquente », et l'hospitalocentrisme connaîtrait enfin, avec eux, des adversaires décisifs.

J'aurais envie, *in caude venenum*, d'asticoter encore nos auteurs sur l'absence, dans leur livre, de propos cliniques et d'ordre prospectif sur le caractère inévacuable de la chronicité de la plupart des affections mentales et sur la manière d'assumer, dans la pratique thérapeutique, cette caractéristique clinique-évolutive. Mais ce serait reprendre avec nos auteurs la querelle du secteur...

---

48 Ce en quoi ils se trouvent en bonne compagnie par exemple avec la « Haute autorité de santé » dans son réquisitoire ignare contre le « *package* ».

Par contre, j'ajouterai *in fine*, que quand nos auteurs critiquent avec force le maillage de santé publique qu'a constitué la sectorisation psychiatrique, ils laissent aussi entendre qu'ils sont en train d'installer dans tout le territoire un réseau d'« experts » travaillant selon l'esprit qui anime leur entreprise. Il semble qu'ainsi, ils préparent les conditions pour se faire considérer comme les « candidats naturels » (?) à la direction de ce qu'ils entendent comme le sauvetage de la psychiatrie.

VI. Le parrainage de l'Institut Montaigne

Nos auteurs ont, comme ils en ont le droit, leurs opinions et options idéologiques, voire politiques personnelles. Et celles-ci, selon toute probabilité, ne sont pas sans incidence sur l'orientation des idées soutenues dans leur livre sur la psychiatrie. Et on ne tardera pas à reconnaître ce que sont ces idées. D'ailleurs, dès la première de couverture, figure, à côté du sigle de l'éditeur, celui de l'« Institut Montaigne ».

Mais qu'est-ce que l'Institut Montaigne ? Un *think thank* généraliste fondé en 2000 par Claude Bébéar, d'Axa, avec, comme président Henri de Castries, et comme directeur, Laurent Bigogne, agrégé d'histoire. Son but déclaré est d'élaborer des propositions concrètes (clés en main ?) dans les domaines de l'action publique, de la cohésion sociale, de la compétitivité, et des finances publiques, fournissant ainsi des « éléments de décryptage du débat public ».

Claude Bébéar insiste sur ce point : « J'ai édicté le principe d'une structure apolitique, indépendante des partis. » En fait, l'orientation libérale, proche du patronat, est ouvertement signalée. Structure généralement classée à droite, bien que Laurent Bigogne estime que « la moitié du comité de direction est composée de gens de gauche », ce qui peut paraître difficile vu les hautes fonctions professionnelles (P.D.G.) de la quasi totalité des membres du comité (10 sur 13).

D'ailleurs, l'orientation idéologique est bien dévoilée par la terminologie des textes émanant de l'Institut : « libérer les énergies », « évaluation de la dette et du déficit en France, « forte réduction des dépenses publiques (tout en ayant des positions de régulation financière (si !) lors de la crise de 2008) », « augmentation du temps de travail des fonctionnaires », « indemnités de chômage dégressives », « franchises dans le remboursement médical », etc.

De plus, l'Institut Montaigne a participé activement aux campagnes électorales lors de diverses élections présidentielles (2007, 2012) : propositions sur des « coupes drastiques dans les dépenses publiques », strictement identiques aux dispositions du programme Sarkozy ; municipales 2014 et régionales 2015 : propositions sur les « finances publiques » adoptées par les candidats de droite ; « sauver le dialogue social » : chaîne parlementaire L.C.P. 2015, avec, comme invités : Jacques Attali, Nicole Notat, Thierry Breton. Macron, candidat, propose à Bigogne le poste de délégué général d'« En Marche » que Bigogne refuse, tout en s'impliquant fortement dans sa campagne. Parallèlement, l'Institut Montaigne avait fourni en documents les candidats Fillon et Macron au premier tour des présidentielles 2017.

Le budget de l'Institut : 4,1 millions d'euros, est alimenté par un financement privé, provenant de 100 entreprises, dont un nombre important du CAC 40, chacune ne pouvant verser plus de 2 % du budget total. Par exemple, pour la filiale « Agir pour l'École », Bébéar fournit 200 000 euros, Liliane Bettencourt 170 000, Dassault 100 000.

En ce qui concerne la santé, aucun chiffre de financement ne m'a été disponible. En 2007 (présidentielle), proposition sur « efficacité et qualité des soins ». En automne 2012, une « Conférence des citoyens-experts », venus « d'horizons très divers) (???) a travaillé sur la « réforme du système de santé français et de son financement ». Des propositions ont été adressées aux pouvoirs publics sur « des voies nouvelles d'action », avec « expérimentations rigoureusement évaluées ». L'Institut a formé 25 personnes aux « principes généraux et principaux enjeux du système de santé, son fonctionnement ». Monsieur Gilles de Margerie, assureur privé, a été nommé directeur du département santé. Sur la liste des « experts » de l'Institut dont on a pu disposer, la place prévue pour le nom des experts reste vide.

L'Institut comporte un département et des filiales d'une assez grande importance, vouées à l'enseignement. Monsieur Blanquer en a été un membre très actif dès le début.

Chapitre IV
Deux fondations pour la recherche, en psychiatrie et en alcoologie, et... une troisième, tuée dans l'œuf

I. FondaMental

De nombreux professionnels de la psychiatrie, en activité ou à la retraite, et pas seulement eux, ont reçu toute une documentation annonçant la naissance d'une fondation pour la recherche en psychiatrie dite « FondaMental », dirigée par les professeurs Marion Leboyer et Pierre Michel Llorca qui, sous couvert d'aller au secours d'une psychiatrie et d'une recherche psychiatriques sinistrées, ou, en tout cas, mal parties, préconisent pour cela les secours d'une « médecine précise » (*sic*), ce qui tendrait à présenter les tenants de toute voie quelque peu différente comme souffrant d'un manque de précision, voire d'un vague brumeux... sans doute en proie aux diableries de l'inconscient.

Elle est présentée par une lettre d'un président du nom de Rothschild[49], qui :

- d'une part, explique ce qu'est cette fondation, son but, qui est de promouvoir un renouveau de la recherche psychiatrique, sous l'égide de ce qu'on appelle alors « médecine précise » ;

- d'autre part, lance un appel à mécénat. À côté des subventions d 'État, dont on peut supposer sans crainte d'erreur qu'elles auront un niveau plus que modeste, on peut penser que les plus grandes puissances financières apporteront leurs contributions généreuses.

---

49 J'ose espérer que je ne serai pas accusé d'antisémitisme, selon un usage actuel par trop répandu, pour avoir relevé ici le patronyme de Rothschild. En effet, celui-ci n'exprime pas seulement la judéité de la personne, mais évoque tout aussi indubitablement son appartenance au monde des financiers, que ceux-ci soient juifs ou *goys*.

Le but avoué de la « médecine précise » est d'objectiver les malades mentaux, les transformant en choses par le biais de sciences objectives : génétique, immunologie, imagerie médicale, neuro-sciences, la statistique, l'intelligence artificielle, voire des techniques connectées (médicaments pourvus de « puces » permettant de surveiller la *compliance* des malades quant au traitement ?) ; le tout au service d'un vieil organicisme ainsi ripoliné de « modernité » ; ce qui va de pair avec le mépris-méconnaissance de la clinique, tant psychanalytique que de psychiatrie classique, de « la machine à influencer » de Tausk à l'« automatisme mental » de Clérambault.

Nous apprenons aussi que cette jeune fondation a d'ores et déjà bénéficié de sa reconnaissance par la Fondation de France, et, comme c'est une orientation idéologique néo-organiciste assez évidente qui est l'âme du projet, il sera difficile, dans ces conditions, de promouvoir et effectuer des recherches n'allant pas dans ce sens où l'utilisation intensive, voire exclusive, des sciences biologiques, voire mathématiques, permettent de réduire le psychisme à son squelette.

Si, comme dit l'Ecclésiaste, « il n'y a rien de nouveau sous le soleil », la relecture de l'introduction de la *Critique des fondements de la psychologie* de Politzer en regard de ces projets tendra à confirmer hélas ce pessimisme : « Les psychologues ont des laboratoires. On y déménage les appareils de recherche physiologique ; plus de disputes verbales, *calculemus* ! On tire les logarithmes par les cheveux, et Ribot calcule le nombre des cellules cérébrales pour savoir si elles peuvent loger toutes les idées. La psychologie scientifique est née ! En fait, quelle misère ! ... » J'y ajouterai la causticité de mon maître Fred Siguier : « Je parle bien sûr de la vraie recherche. La fausse, qui de nos jours foisonne, m'inciterait plutôt à l'irrévérence, car, se saisir de deux lapins, leur pincer les oreilles dans le coin d'une porte, avant et après l'injection d'une dose massive d'hormones – de préférence sexuelles ;

s'apercevoir au bout de trois semaines de leur décès par épizootie, pénurie de choux, ou grève des garçons de laboratoire ; extrapoler vigoureusement de l'animal à l'homme, me semble, dans ces conditions artisanales, une entreprise dénuée de sérieux. »

D'autre part, le management et l'intendance seront certainement assurés par la générosité des financiers, que l'entregent de monsieur de Rothschild permettra sans aucun doute d'aborder ; cela viendra s'ajouter au financement public dont les patronages de la Fondation de France et du ministère de la Santé laissent augurer l'attribution. Il y aura donc, de ce point de vue aussi, peu de chances pour que des projets de recherche ayant une orientation différente de celle prônée par « FondaMental » puissent voir le jour de leur réalisation.

La direction scientifique de FondaMental est assurée par les professeurs Marion Leboyer et Jean-Michel Llorca, représentants très représentatifs de la psychiatrie universitaire, organisant le travail d'un ensemble de « centres experts ». Leur livre *Psychiatrie : l'état d'urgence* (Fayard), semble bien dès lors jouer le rôle d'un lancement publicitaire : la manchette l'indique : « 12 millions de Français concernés. »

Comme les promoteurs et directeurs de cette fondation utilisent largement la presse bien-pensante ou « de référence », *Le Figaro* ou *Le Monde*, et les relais universitaires, on peut espérer que la Fédération française de psychiatrie[50] aura à cœur de faire de même, ne serait-ce que pour montrer ce qu'est cette opération.

---

50 Qui réunit l'ensemble des associations et syndicats agissant dans tous les domaines de la psychiatrie... sauf le syndicat des psychiatres universitaires, qui, ne pouvant, tout seul, y faire la loi, l'a quittée rapidement.

II. Fondation pour la recherche en alcoologie et addictologie

Et par ailleurs, et à peu près au même moment, par une initiative semblable, a été annoncée la création d'une fondation pour la recherche en alcoologie et addictologie, fondée par le professeur Goorwood, chef de service au centre hospitalier Sainte-Anne à Paris.

Là aussi est annoncé le règne du « tout biologique », l'initiateur de la fondation se consacrant depuis des décennies à la recherche DU gène de l'alcoolisme. La possibilité du recours aux recherches cliniques, psychopathologiques, psychanalytiques, du type de celles de feu Joyce Dougall, par exemple, n'est évidemment pas mentionnée dans les documents présentant la fondation.

Mais ce qui apparaît d'emblée comme particulièrement significatif, c'est la composition annoncée du directoire de la fondation. Celui-ci est organisé en deux collèges :

- un collège des « fondateurs », dont chaque membre se trouve être le représentant d'une des cinq plus grandes firmes alcoolières, plus un membre encore à désigner, et qui sera de même représentativité ;
- et un collège scientifique, soit cinq personnalités peu contestables dans leur notoriété en alcoologie, plus un membre, qui représente l'I.R.E.B. (Institut de recherche et d'étude des boissons), riche[51] création des firmes productrices et importatrices de boissons alcoolisées.

Ce qui fait au total sept représentants des industries et lobbys alcooliers sur douze membres. On peut ainsi être assuré de la qualité de l'indépendance dont jouira le directoire, le financement des travaux étant fourni par les firmes alcoolières.

---

51 Comme l'atteste son siège, avenue de la Grande Armée.

C'est ainsi que, tant dans la recherche psychiatrique que dans la recherche en alcoologie et addictologie, l'opération est d'emblée bouclée, tant sur le plan du financement que sur le plan idéologique, et qu'on n'aille pas, n'est-ce pas, « emmerder les Français » avec des histoires de « conflits d'intérêt » (Pompidou, cité par Macron)[52].

III.

Décidément, la recherche dans ces domaines n'a pas de chance. Déjà, on avait vu un carcan orientant dans l'esprit de la pensée unique, organiciste, le choix des objets de recherche par l'I.N.S.E.R.M. (Institution nationale de la recherche médicale). Le sommet fut atteint dans une étude d'évaluation comparative de l'efficacité des psychothérapies psychanalytiques versus cognitivo-comportementales. On a vu qu'on y avait adopté, au plan méthodologique, comme critères pour en juger, ceux qui étaient utilisés dans les seules psychothérapies comportementales, d'où le résultat à tout coup assuré d'un triomphe de celles-ci. D'où le tollé alors suscité par cette singulière méthodologie « scientifique », et la décision de monsieur Douste-Blazy, alors ministre de la Santé, de retirer ce document du site du ministère. Ce qui, sous couvert de « geste » d'équité et d'apaisement, a eu l'inconvénient majeur d'empêcher la tenue d'une discussion scientifique sérieuse, désormais réputée sans objet.

Mais ce qui représente le mieux l'extrême difficulté qu'il y a à promouvoir une organisation indépendante de la recherche en psychiatrie, bien adaptée à la spécificité de la discipline et de son objet, c'est un fait historique, qu'il convient de tirer de l'oubli. À l'initiative de Charles Brisset, les trois associations scientifiques satellites des trois grands syndicats de psychiatres (S.P.H., Privés, « Psychiatres

52 C'est ainsi que l'on nomme le fait accompli de la prédation d'une institution censée être publique, d'intérêt général, par des puissances privées.

français ») avaient désigné un comité chargé de la préparation du projet d'une fondation spécifique pour la recherche en psychiatrie. J'en faisais partie, avec Gabrielle Lairy, Stéphane Geier, Christophe Dejours, Michel Audisio, et, bien sûr, Charles Brisset. Brisset, qui avait déjà obtenu la reconnaissance de notre fondation par la Fondation de France. Et avaient déjà été sélectionnés trois projets de recherche, dont deux pour l'année à venir : l'un sur les troubles psychiques consécutifs aux traumas cranio-cérébraux, l'autre sur la transmission psychique transgénérationnelle de la problématique alcoolique ; le troisième, pour l'année suivante, devait porter sur un des problèmes particuliers posés par l'adolescence en cette jonction des XXe et XXIe siècles.

Mais à l'initiative de certains membres du C.A.[53] de l'association dont je fus l'un des membres fondateurs, la Société de l'information psychiatrique (ex-Sté scientifique des psychiatres des hôpitaux), le C.A. prit la décision de changer de stratégie, et, sous prétexte de « ne pas aller s'enfermer dans un ghetto » (alias une fondation spécifique), d'aller « faire de l'entrisme » à l'I.N.S.E.RM., ce qui était censé donner à notre affaire une plus grande respectabilité. Et on a vu les résultats de cet entrisme. Il faut noter que le comité dans lequel nous avions été mandatés par nos associations, ne fut même pas averti ès qualités. D'ou l'indignation de Brisset du fait de cette volte face et de cette grossièreté. Ce qui nous rappelle aussi que, si la responsabilité des princes qui nous gouvernent est entière quant à l'état présent de la psychiatrie, celle de notre corps professionnel, dans certaines de nos inconséquences, est indiscutable également.

---

53 On comprendra que je n'aie aucune envie de les citer !

Chapitre V
Sur l'alcoolisme

« Le roi boit, le roi boit
« Quand il a bu, il n'a plus soif ! »
(vieille chanson française)

I.

Bien que l'accueil et le traitement des patients alcooliques et toxicomanes ait été (avec la mixité des services et le travail de soin en extra-hospitalier) une des trois conditions de la mise en place du secteur psychiatrique, et de ce fait une des tâches principales à lui imparties, on ne peut pas dire que c'est sur ce terrain du traitement des patients alcooliques que le secteur psychiatrique a réussi et rempli sa mission.

D'une manière générale, le bilan en la matière était loin d'être positif. En effet, à part quelques équipes qui se sont constituées, avec l'accord du ministère, en intersecteurs d'alcoolismes et toxicomanies, il y eut peu de réalisations. Ces intersecteurs n'étaient le plus souvent guère bien vus de la masse des collègues, qui voyaient là une atteinte à la vocation généraliste du secteur, alors que cela constituait, au contraire, des moyens de ne plus faire défaut vis-à-vis d'un groupe important de pathologies, et que les mêmes collègues étaient en fait le plus souvent bien contents d'être ainsi secondés, sur ce terrain, dans leur travail.

D'autre part, individuellement, certains chefs de secteur avaient su prendre des initiatives, par exemple dans les hôpitaux généraux, dans le sens d'un travail pluridisciplinaire, à plusieurs secteurs et en liaison étroite avec les équipes somaticiennes, tant sur les plans intra qu'extra-hospitalier[54].

---

54 Telles les trois équipes de secteur du C.H.G. d'Orsay (91). Cf. 1985, n° 1 de l'*Info-Psy* ; et brochure : « L'alcoologie au C.H.G. d'Orsay. » Ou encore, l'équipe de secteur du C.H.G. de Saint-Germain (78).

Mais ce furent là plutôt des réalisations exceptionnelles que des faits habituels.

Ainsi, après un certain effort, une certaine créativité, sous l'impulsion essentiellement de Pierre Fouquet et de ses élèves, ne serait-ce que par la création de la Société française d'alcoologie, on a vu la production alcoologique s'appauvrir ; dans une lettre de 1985, Pierre Fouquet estimait que « ces temps derniers, la production alcoologique est fort peu vivace ». Et plus tard, dans un contexte de régression, clinique et théorique, en un pragmatisme étroit, la « réduction des risques » devenait la seule ambition. L'alcoologie clinique et thérapeutique affaiblie était prête à être prise.

Ainsi, il a été impossible de faire programmer, en trois décennies, une seule des journées scientifiques annuelles de la Société de l'information psychiatrique (Association scientifique satellite du Syndicat des psychiatres des hôpitaux) à l'alcoolisme et aux addictions, alors qu'au moins deux années ces journées avaient été consacrées à LA (?) dépression et la « dépressivité » (*sic*). Après en avoir enfin prévu la tenue, le C.A. de la société y renonça, sans explication, ce qui fut l'occasion de ma démission de ce C.A., arguant que notre silence sur ce plan « laissait la place libre aux tendances les plus rétrogrades ». Mais ce « défaut » persiste, et il est devenu difficile, voire impossible, de faire aborder ces problèmes, dans notre revue, même appuyé sur des cas cliniques démonstratifs.

Ce qui me paraît encore plus grave, c'est que ceux qui devraient être à la pointe du travail clinique, théorique et thérapeutique sur les alcoolismes, je veux parler des psychanalystes n'auront été qu'une poignée : Clavreul, Melman, François Perrier, Shentoub-de-Mijolla, Rigaud, Monjauze et coll., moi-même, et particulièrement Joyce Mc Dougall ; tous, certes, particulièrement avertis et, pour certains, brillants, comme cette dernière ; mais la diffusion et l'impact pratique de leurs travaux restent limités. La masse des psychanalystes et de leurs associations a pratiqué jusque-là un évitement quasi systématique. Le numéro spécial, paru enfin, de la *Revue française de psychanalyse*, consacré aux addictions, ne verra le mot « alcoolisme » n'apparaître que dans l'article de Joyce Mc Dougall et le mien[1] ; c'est là le parfait reflet de la « clientèle » desservie, les autres articles ne traitant que des addictions autres que celles à l'alcool, les « addictions nouvelles », pour « parler moderne », ou « addictions bobo ».

Plus récemment, a même pu se ternir une journée d'hommage à l'œuvre de Joyce Mc Dougall, organisée par sa Société (La Société psychanalytique de Paris), sans qu'aucun des orateurs ne fasse allusion à sa théorisation des addictions, pourtant pièce essentielle de son œuvre, au même titre que les « nouvelles sexualités » (alias, classiquement, les « perversions »), ou, encore, les « analysants-robots » (ou « anti-analysants en analyse »). Un comble ![2] Autant rendre hommage à l'œuvre de Freud en faisant l'impasse sur la sexualité infantile et l'inconscient !

Et la recherche étiopathogénique (physiopathologie, psychopathologie) marque aussi le pas : on revient à des notions obscures d'alcoolisme non dépendant, rappelant les « buveurs excessifs », dits « d'habitude » de feu le docteur Le Go[3]. Le refuge, en s'en contentant, dans cette « réduction des risques »[4], est le symptôme d'un

1 « L'alcoolisme, nouveau continent noir de la psychanalyse ? »

2 Pour plus d'information, on pourra consulter mon fascicule intitulé « Joyce Mc Dougall, clinicienne et théoricienne des addictions », édition personnelle, chez l'auteur.

3 Pourtant notions dénoncées comme obstacles à la prise en soin des patients, par les soignants eux-mêmes des Centres d'hygiène alimentaires chers au docteur Le Go.

4 L'exemple caricatural, mais emblématique est la recommandation faite aux groupes de jeunes partant « en boîte » ensemble : « Si vous partez en voiture à cinq, que le cinquième ne boive pas ! » On a certainement évité un accident, mais les quatre autres peuvent se

« pragmatisme » à la mode, mais aveugle (« chercher à comprendre, c'est déjà excuser » clamait, de façon assez obscurantiste, un certain Premier ministre). Malheureusement, mes confrères psychiatres, et même psychanalystes, ont clairement et répétitivement montré, en la matière, l'exemple de la démission.

Malheureusement aussi, si on baisse la garde face au danger, le lobby alcoolier, lui, ne désarme pas. Et, à l'Assemblée nationale, c'était un médecin, bordelais, et propriétaire viticole, qui en était l'interprète actif ! Et ces derniers temps, le lobby alcoolier s'est trouvé, comme on le verra, des couvertures honorables dans une pétition associant, contre les positions affirmées par la ministre, madame Buzyn, l'Académie française avec Erik Orsenna, l'Académie Goncourt et la Ligue des Amis du Beaujolais avec Bernard Pivot... à quand les trois religions monothéistes dont la musulmane ?

Mais ce qui est encore le plus grave, c'est que, sous prétexte de donner leur place dans l'appareil d'État aux « représentants de la société civile », on y a introduit du même coup ceux des grands lobbys. Ceux-ci ne sont plus des forces de pression extérieures sur les parlementaires, l'État. Ils agissent désormais en maîtres de l'intérieur même de l'État. Ainsi, la conseillère du président pour l'agriculture est la leader du lobby alcoolier (« Vin et Société ») qui, déjà, par le passé, sous Hollande président et Macron ministre, a obtenu par divers amendements, le détricotage de l'essentiel de la loi Evin.

Et ce fut ce que nous observons en ce moment : l'offensive est dès lors menée par les lobbys alcooliers, pour s'emparer d'une discipline affaiblie et, plus, s'octroyer le rôle d'organisateur de l'alcoologie et même de la lutte contre l'alcoolisme, ainsi, comme on l'a vu, pour la recherche

---

bourrer la gueule...

alcoologique. Les représentants les plus représentatifs des disciplines alcoologiques ont dû protester, pétitionner contre le peu de part consacrée à l'alcoolisme dans les projets gouvernementaux de lutte contre les addictions. De même, on n'entend presque plus jamais parler d'alcoologues, mais seulement d'addictologues[1]. L'addictologie dont, pourtant, la promotion et la naissance comme discipline constituait un progrès sur le plan de la théorisation, est devenue le cache-misère de l'alcoologie, son riche contenu psychopathologique (cf. la définition du concept originaire, juridique : « **contrainte** par **corps** exercée sur un **sujet** pour une **dette** dont il n'est **pas solvable** ») ayant été évacué. Alors que lors de l'assemblée de fondation de la S.F.A. (Société française d'alcoologie), on avait insisté sur le terme alcoologie, pointant déjà le fait que la lutte contre les autres addictions trouvait beaucoup plus facilement des professionnels combattifs que celle s'occupant des addictions alcooliques ; la substitution au mot « alcoologie » du mot « addictologie » dans le sigle de la S.F.A. n'a été repoussée, plus récemment, que par quelques voix de majorité par l'A.G. de la S.F.A.

II.

Un récent épisode politico-médiatique a, par contre, relancé l'alcool et l'alcoolisme un temps au premier rang de l'actualité, au travers, principalement, d'une polémique. Celle-ci a été déclenchée par la prise de position courageuse, encore que rien que normale, de la ministre de la Santé, madame le professeur Buzyn, qui a littéralement mis le feu

1 Étant, avec J. Mc Dougall et J.L. Pédinielli, responsable en France de la ré-introduction du terme d'addiction, je n'ai évidemment rien contre une théorisation générale des addictions dans leur diversité, mais je déplore que ce terme serve trop souvent d'écran, de camouflage de la réalité et la gravité des alcoolismes, ceci après avoir vidé le mot de son riche contenu psychopathologique.

aux poudres et fait perdre à certains leur calme et jusqu'à la raison. Qu'on en juge. Un article de M Perigo-Légasse, éminent chroniqueur gastronomique, parut dans *Marianne*[1] ; il attaquait violemment, insultes méprisantes à la clé, la ministre qui n'avait pourtant fait que son devoir de ministre et de médecin, en écrivant avec à la fois fermeté, précision et prudence : « DU POINT DE VUE DE LA SANTÉ PUBLIQUE, le vin est un alcool comme les autres. »

Déclaration publique qui fut suivie, quelques jours plus tard, d'une déclaration également publique du président Macron, filmé et photographié, verre en main, lors du Salon de l'Agriculture : « Je bois chaque jour un verre de vin à chaque repas », information personnelle sans aucun intérêt, mais suivie d'un bref aperçu de l'alcoolisme en France, selon les notions, complètement ignares et déviées que peut en avoir le président. Reste, de tout cela, le désaveu assez irresponsable et pour le moins discourtois de sa ministre par un président se présentant comme Jupiter omniscient.

Parallèlement, une campagne de protestation contre l'atteinte par la ministre et le soi-disant « lobby médico-hygiéniste » (*sic*) d'un « pan essentiel de la culture française », fut lancée avec pétition franchouillarde engageant les académies française et Goncourt, ainsi que la Société des « Amis du Beaujolais » par les signatures de messieurs Éric Orsenna et Bernard Pivot. Il n'y manquait que les représentants des trois religions monothéistes, dont, sans doute, la musulmane !

Marianne publia dans son numéro des 9-15 mars 2018 un article intitulé : « Le président boit du vin tous les jours. » S'ensuivit entre monsieur Périco Légasse et moi-même un échange de correspondances assez éclairant que nous reproduisons ici.

---

1 Numéro du 9 au 15 mars 2018.

Pour soutenir l'argumentation d'une contre-offensive vis-à-vis des campagnes et pétitions lancées pour « réhabiliter » le vin, j'ai rédigé deux textes adressés à mes correspondants. Ce sont :

MONSIEUR PÉRICO LÉGASSE BOULEVERSE LA SCIENCE appuyé sur « le bon sens », soutenu (sans son consentement) par Épicure[1]

Si on apprécie les qualités de monsieur Périco Légasse dans son domaine de la gastronomie, il faudrait par ailleurs tout un volume pour réfuter, en creusant de fond en comble, le catalogue des « vérités d'évidence », et vraies contre-vérités falsificatrices, et des « arguments », éculés mais toujours en usage, qu'il déploie dans un récent article de *Marianne*.

C'est d'abord le catalogue des injures et insultes qui constitue un mauvais présage de ce que sera sa démonstration, injures décochées à l'encontre de madame Buzyn, ministre de la Santé. Dans un argumentaire, le nombre des injures, etc., est en général inversement proportionnel à celui des arguments dignes de ce nom.

La « **rectification** », par le président, des « **propos maladroits** », de sa ministre de la Santé, qui a eu le tort de parler en se plaçant du point de vue de sa fonction, est saluée comme un soulagement (cf. l'« humour » de la formule du sous-titre : « La République est sauvée »). Pas la moindre distance critique vis-à-vis des propos de Jupiter omniscient, omnipotent, irresponsable, car escamotant publiquement, du haut de son piédestal, un des plus graves problèmes de santé publique.

« **Propos ridicules** », ensuite, paraît-il, **de la ministre de la Santé** : on monte d'un cran, alors qu'elle dit que : **« EN MATIÈRE DE SANTÉ PUBLIQUE** (je souligne), **boire**

---

1 Texte communiqué à monsieur Périco Légasse, pour initialiser un débat entre nous.

du vin est la même chose que de la bière, de la vodka, du whisky. » C'est en effet 12 à 13 grammes d'alcool pur par litre de vin, et ceci multiplié par *n* litres par jour... Tout praticien recevant un patient alcoolique a entendu maintes fois ce refrain : **« Mais docteur, je ne bois jamais d'alcool, rien que du vin... »**

Et c'est le rappel au **« bon sens »,** la bêtise la mieux partagée, bon sens qui ferait défaut à la ministre.

Elle aurait donc tenu des **« propos ridicules ».**

Et, sur cette voie, poussant un peu plus loin... le bouchon, notre auteur qualifie le propos de la ministre de **« bête sur le fond et la forme ».** Dans sa bêtise, elle **« confond le produit et l'usage »,** alors qu'elle ne fait que rappeler une réalité dont on n'a pas envie d'entendre parler.

« L'hypocrisie devient odieuse », clame monsieur P.L., car la ministre en viendrait à **« pour la nième fois, salir le vin »,** comme s'il s'agissait de cela !

Plus, ce serait **« à ce niveau de responsabilité, l'incompétence politique** (*sic*) », que de **« ne pas savoir faire la part des choses ».**

Et, en en rajoutant une couche, monsieur P.L. re-stigmatise **« une bourde heureusement corrigée, en termes simples** (ô combien !) **par le chef de l'État ».**

Notre auteur, non content d'utiliser l'invective en guise d'arguments, se fait donneur de leçons dans des domaines politique et médical, avec une prétention spectaculaire, méconnaissant sans doute que celle-ci est trop souvent le masque de la plus totale incompétence.

Par delà les invectives, examinons les « arguments » utilisés. Leur examen, effectué avec le plus grand sérieux, pourtant, va nous forcer à évoquer les ombres de Bouvard et Pécuchet.

Première sorte de procédés tenant lieu d'arguments : **VISER À CÔTÉ**, au besoin grâce à une optique moralisatrice : accusation de :

- **« salir le vin »** (*sic*) ;

- **« anathèmes contre le vin, depuis la loi EVIN »** (re-*sic*) ;

- **« bientôt quarante ans à diaboliser le vin »** (re-re-*sic*).

Pourquoi utiliser ce vocabulaire lepéniste… alors que les ennemis que combat monsieur P.L. n'ont jamais dit quoique ce soit contre le vin ou la viticulture, mais contre les lobbys pro-alcool, agissant jusqu'au sein de l'Assemblée nationale (leader : un médecin, député du Bordelais, et propriétaire viticole...), et se battent pour qu'on traite sérieusement les malades alcooliques, qu'on fasse une prévention, si possible intelligente, loin des ridicules slogans ministériels (« bonjour les dégâts » est devenu un salut entre ceux des habitués du café-calva et du blanc sec au petit matin).

Deuxième procédé, des plus classiques : **INVENTER UN ADVERSAIRE IMAGINAIRE,** taillé sur mesure, donc des plus faciles à réfuter[1] :

– **« Le lobby médico-hygiéniste »**, pure invention escamotant le bien réel lobby pro-alcool, lequel ne sera évoqué, qu'*in extremis*, en fin d'article, et sous un jour parfaitement déformé, ne visant que les publicitaires faisant la promotion des boissons industrielles ;
– **« Les croisades conduites sans discernement »**, formule rappelant celles employées par les ennemis et détracteurs de la laïcité, telle l'invention du néologisme « laïcisme » substitué systématiquement à « laïcité ». Les alcoologues seraient des sectaires

1 Cf. Anatole France : les meilleures « preuves », les plus opérantes, sont les fausses, parce que, fabriquées exprès pour prouver, elles prouvent très exactement, sans un défaut, ce qu'il faut prouver (« L'île des pingouins ») ; les vraies preuves, qui ne sont pas « fabriquées exprès », peuvent toujours laisser un doute...

agissant comme les « laïcards » de la IIIe République, voire comme des demi-délirants.

Troisième « astuce » : **ACCUSER L'AUTRE DE PRATIQUER PENSÉE VICIEUSE ET VICES DE RAISONNEMENT,** procédé dont, d'abord, en fait, on use soi-même largement (transitivisme, projection) : monsieur P.L. voit en le vin tout sauf l'alcool, et, par renversement, il accuse ses adversaires de ne voir, eux, dans le vin, que l'alcool.

Avec le quatrième procédé, on assiste à **L'INVERSION DE LA RÉALITÉ :**

- **« La chape de plomb** (de l'anti-alcoolisme) **qui cloue le bec aux gouvernements »,** qui seraient donc victimes de pressions, non de lobbys pro-alcool mais de lobbys anti-vin ;
- **« Les autorités sanitaires sous la pression du lobby médicalo-hygiéniste »** qu'**« aucune institution nationale n'a le courage de tempérer... »**

C'est aussi L'EMPLOI **(BIAISÉ) D'UNE RÉFÉRENCE À « LA SCIENCE », emploi** qui est censé clore impérativement tout débat, avec usage de vérités scientifiques plus ou moins détournées :

- **« S'appuyant sur des études sérieuses, répétées, confirmées... »**, des **« plus grands médecins, cardiologues, cancérologues »,** et tout et tout, n'en jetez plus ! On remarquera que monsieur P.L. s'auto-attribue le rôle et les compétences d'un bon juge de la qualité des travaux scientifiques, surtout s'ils lui semblent favorables au vin ;
- Ainsi **« la consommation modérée** (tout le problème est là !) **est bénéfique pour la santé ». Selon quelles études ?**

– Le vin « contient des substances bénéfiques : tanin, polyphénols, le resveratrol, formidable anti-oxydant, la procyanidine (aux propriétés anti-inflammatoires) », et pas d'alcool ?

« La consommation maîtrisée (encore !) **est le meilleur rempart contre l'alcoolisme »**, dixit Macron l'omniscient, expert médical et alcoologique auto-proclamé. Ne voyant pas que la consommation maîtrisée est justement tout le problème (insoluble pour les alcooliques) et par le biais d'un sophisme et un « y'à qu'à », monsieur Périco Légasse voit un rempart évident, une sorte de vaccin, là où il y a, simplement, un autre usage de l'alcool, une tout autre voie qui, justement, est impraticable pour les sujets en proie à l'addiction alcoolique.

FLATTER LE CÔTÉ FRANCHOUILLARD DES POPULATIONS est sans doute, malheureusement, l'« argument » le plus opérant parce que démagogique. Cela rappelle, cependant, de bien fâcheux souvenirs : ce « Lolo Mendez » vomi quand Mendès-France entreprit, à la différence de maints autres « politiques », de lutter contre l'alcoolisme.

- **« Notre patrimoine vinicole, l'excellence vinicole française fustigée »,** cette exaltation patriotique permettant de faire mine d'ignorer le fait que, de **cela, les bénéficiaires principaux sont essentiellement les riches acheteurs étrangers, belges, britanniques, ou chinois, d'où une ascension vertigineuse des prix, mettant les grands crus hors de portée des classes moyennes ;**
- Et cela ira jusqu'à accuser finalement le propos de la ministre : **« S'en prendre au vin est une insulte à la France. » L'IMPOSTURE CARACTÉRISÉE EST ATTEINTE ;**

- Quand monsieur P.L. oppose le **Meursault,** cher à Mitterrand, ou le **Mouton Rothschild** promu Premier Grand Cru par Chirac, à la réalité de l'alcoolisme, les deux n'ayant strictement rien à voir ;
- Ou quand il manie **l'écran de la dégustation**, (pratique avec laquelle il m'a été toujours impossible de discuter avec des patients alcooliques, car cet aspect hédonique fait grand défaut chez la plupart d'entre eux ; « le corps » est en effet la seule qualité œnologique qui représente pour eux quelque chose ; utiliser cette œnologie, qui n'a rien à voir avec l'alcoolisme, c'est monter un écran de plus pour masquer la réalité de cette autre réalité, moins plaisante, laquelle est celle de l'addiction alcoolique ;
- Et, en matière de démagogie, le président et monsieur P.L. sont en bonne compagnie, le dernier ne manquant pas de citer Georges Pompidou et son « Cessez d'emmerder les Français », avec cette histoire d'alcoolisme.

Monsieur Périco Légasse n'hésite pas à faire, dans une intention « pédagogique », **DES COMPARAISONS ABERRANTES** des emplois « normal » et « alcoolique » de l'alcool avec la conduite d'une 2 CV et d'une Ferrari. C'est absurde et ridicule, mais « ça frappe », telle une image, peu importe, sans doute, le fait qu'elle soit fausse.

Enfin, c'est, de façon répétitive, **LE MANIEMENT DE LA BROSSE À RELUIRE VIS-À-VIS DU PRÉSIDENT MACRON,** de façon particulièrement éclairante quand ce dernier énonce cet aphorisme-contre vérité première et vrai faux-fuyant :

« Le fléau de la santé publique, c'est quand la jeunesse, à vitesse accélérée, se saoule avec des alcools forts, de la bière. Mais ce n'est pas avec du vin. » En cette proclamation, voilà qui fait se pâmer d'aise monsieur

P.L. L'ennui, c'est qu'il se trouve que, peut-être par ignorance (circonstance relativement atténuante), le président vient de mener le vrai problème dans une voie aberrante. Car le problème de l'alcoolisation massive des jeunes, qui est effectivement très grave et inquiétant, est un problème tout différent de celui posé par l'alcoolisme français, traditionnel des adultes et qui perdure solidement de son côté. Cet alcoolisme ne constituerait-il pas, lui, « le problème de santé publique ? ». C'est là où notre président et monsieur P.L. se rejoignent sur le terrain de la pleine irresponsabilité et de la démagogie, en maniant ce qui n'est qu'un escamotage : voilà le président loué et magnifié pour avoir présenté comme vérité première ce qui n'est qu'une confusion.

Mais cet emploi de la brosse à reluire dépasse le domaine limité des procédés d'argumentation sophistique.

LA RÉFÉRENCE À JUPITER, en effet, imprègne tout au long l'article, Jupiter, en défendant le vin, n'a-t-il pas sauvé la République ?

- « Macron a eu le COURAGE de briser la chape de plomb... »

- « La TÉMÉRITÉ du président. »

- « Macron a su rappeler que la consommation régulière et mesurée... », su rappeler cette vérité banale qui est sans rapport avec le problème de l'alcoolisme et sert à l'escamoter. Et l'emploi de la brosse à reluire continue :

- « La première grande nouvelle du quinquennat » (*sic*).

- « Vaut son pesant d'or » (re-*sic*).

- « Rappel à l'ordre et au bon sens. »

- « Gifle magistrale » – et la presse, dont *Marianne*, de publier la photo du président faisant au salon de l'agriculture une pub gratuite pour le vin, verre en main, pour la dégustation. Mais puisque l'économie décide de tout, pourquoi se gêner ?

Mais les problèmes que pose l'action de ceux que fustige monsieur Périco Légasse, comme étant celle d'Ayatollahs de l'anti-alcoolisme, ne sont pas ceux qu'il dénonce furieusement, mais autres, et ils sont bien réels, eux. Et parmi eux, l'insuffisance et les faiblesses de la recherche, clinique, biologique, psychopathologique sur les alcoolismes.

C'est vrai que la consommation massive et répétée de vin augmente le risque de maladies (cirrhoses, cancers des voies aéro-digestives supérieures, etc.). Mais on n'a encore presque rien dit, en disant cela, tant qu'on n'a pas au moins posé la question du pourquoi de la spécificité de cette consommation, de cette massivité, et de cette répétition.

C'est vrai, aussi, que le ministère de la Santé, dans les années 1975 et suivantes, par une circulaire accompagnée d'une « Annexe technique » signée du docteur Le Go, faisait de ses théorisations primaires, simplistes, une sorte de doctrine officielle stérilisante pour la recherche : par « l'habitude » (?) de boire, on deviendrait alcoolique (si c'est en forgeant qu'on devient forgeron, ce serait en buvant qu'on deviendrait « buveron », et voilà pourquoi votre fille est muette...). Mais ce serait un oubli grave que de méconnaître le fait que, dès 1981, une enquête auto-organisée par les personnels soignants des « C.H.A. »[2] (créés sous l'instigation du docteur Le Go) fut présentée à la Société française d'alcoologie, enquête qui concluait que les théories du docteur Le Go étaient un obstacle gênant la prise en soin correcte (intelligente) des patients alcooliques. Un chapitre d'un de mes livres[3] décortique ces théories, assez indigentes aux plans clinique, physio et psycho pathologiques, voire intellectuel : « buveurs d'habitude », « excessifs » ou « psychiques » (*sic*).

J'ai vivement, personnellement, déploré que mes collègues psychiatres et même psychanalystes se défaussent

2 « Centres d'hygiène alimentaire ».

3 *Alcoolique, mon frère, toi*, L'Harmattan, 1999.

de la prise en soins, et, par voie de conséquence, de la recherche clinique concernant les personnes alcooliques. C'est, je crois, cela, conjointement à la pression formidable des lobbys pro alcool et à la lâcheté des gouvernements[4], qui fait que perdure un des plus graves problèmes de santé publique. Et c'est cela que tendent à occulter les campagnes pour la soi-disant défense du vin, lequel n'a nul besoin d'être défendu.

Le deuxième texte vise à alerter le public, les citoyens, sur le risque sérieux que fait courir à la population française, et spécialement aux sujets en proie à une addiction alcoolique, quand, selon son habitude, il confond allègrement ses problématiques personnelles et celles de la nation.

« Le roi boit, le roi boit,
Quand il a bu, il n'a plus soif. »
(vieille chanson française)

Le président Macron et l'alcoolisme (ou, comment, président, tenir publiquement des propos irresponsables et démagogiques[5] sur un grave problème de santé publique)

4. Si on en doute, voir la manière dont les statistiques officielles de morbidité et mortalité ont changé. Donnant autrefois la première place à l'alcoolisme, à côté des cancers et des malades cardio-vasculaires (dans l'étiologie desquels l'alcool n'est pas absent), surpoids, et cancers des voies aéro-digestives supérieures, les statistiques officielles ont donné cette première place au tabagisme, d'ailleurs souvent associé à l'alcoolisme. Tout simplement en comptant les épilepsies et l'hypertension artérielle tardives, de l'adulte, aux rubriques « neurologie » et « maladies cardio-vasculaires » et non plus « alcoolisme », bien que leur étiologie dominante soit l'alcoolisme. Combattre le tabagisme met quelques milliers de buralistes dans la rue. C'est peu à côté de ce que produirait une lutte conséquente contre l'alcoolisme.

5 Lors du salon de l'Agriculture où se tiennent, entre autres, les stands

Le président Macron aurait eu, écrit monsieur Périco Légasse[6], remarquable chroniqueur gastronomique, le mérite insigne, par ses propos publics, de « rectifier les propos maladroits » (*sic*), « ridicules » (*sic*), « bêtes dans le fond et la forme » (*sic*), d'une grande « incompétence politique » (*sic*), « hypocrite et odieuse » (*sic*), de sa ministre de la Santé, madame le professeur Buzyn, « bourde » (*sic*) « heureusement corrigée en termes simples[7] par le chef de l'État ». Et garde à vous, le petit doigt sur la couture du pantalon !

D'abord, on se fout éperdument de ce que boit le président, voire la soi-disant « Première dame de France » ; à la seule condition qu'effectivement, on ne le voie pas, comme jadis Eltsine, dans un état le mettant hors d'état d'exercer ses fonctions. Pas question non plus de montrer aux citoyens, même à titre « pédagogique »[8], sa manière de boire personnelle comme exemple à suivre, lui qui a la chance de ne pas être un alcoolique dépendant, « esclave de la quantité » (de M'Uzan).

Ensuite, s'il intervient publiquement sur un problème grave, encore faudrait-il qu'il ne montre pas à ce sujet son ignorance à peu près totale des problèmes qu'il prétend poser. Certes, même Jupiter, omnipotent et omniscient, ne peut quand même pas tout savoir sur tout. Et on peut, à la rigueur, lui accorder pour cela une circonstance relativement atténuante, puisqu'il ne pèche que par ignorance, et non par mensonge dissimulant ce qu'il saurait parfaitement. Par contre, vu son haut rang et ses grandes responsabilités, il n'aurait dû intervenir publiquement sur ces sujets, qu'après

---

des principaux viticulteurs.

6 *Marianne*, numéro du 9 au 15 mars 2018.

7 Simples ô combien, et simplistes, simplificateurs au point d'être carrément aberrants.

8 Le terme est à la mode, chez les gens « avertis », pour s'adresser aux manants...

avoir pris l'avis d'un conseiller, à la condition que celui-ci soit judicieusement choisi pour sa compétence. Faute de quoi, le président s'exposait à commettre une faute politique grave. Et c'est ce qui s'est produit.

Car qu'a dit publiquement le président, verre de dégustation à la main (photo !) ? « Qu'il y a un fléau de santé publique quand la jeunesse **se saoule** à **vitesse accélérée** avec des **alcools forts,** mais ce n'est **pas avec du vin.** » Bref, monsieur Macron réduit le problème de santé publique posé par l'alcool, à la seule alcoolisation des jeunes, appelée trop souvent, à tort[9], « alcoolisme des jeunes » ; il escamote ainsi le grave problème de l'alcoolisme chronique de l'adulte, et exonère le vin de son rôle, dominant malgré l'augmentation de la consommation de whisky, dans la genèse de l'alcoolisme ; lequel affecte, faut-il le rappeler, maintes personnes qui ne sont, effectivement « jamais saoules », ce qui n'est en rien rassurant[10], mais des personnes qui fournissent le quart des patients hospitalisés dans les services hospitaliers de médecine. Grace au « bon sens » du consommateur non alcoolique-dépendant qu'est le président, voilà que le bon alcoolisme chronique des adultes français n'existe tout simplement pas... Mais les alcooliques, dépendants, eux, entendront ce prêche présidentiel en faveur des deux verres quotidiens sans danger (certes, pour une

---

9 Si cette alcoolisation massive a sa gravité, certaine (accidents de la route, perte d'efficience dans le travail, intellectuel, en particulier, chez les étudiants), elle n'a pas de valeur pronostique particulière quant à un alcoolisme chronique de l'âge adulte. Des études épidémiologiques sérieuses (Marie Choquet), avec suivi longitudinal des jeunes s'étant alcoolisés massivement, ont abouti à la mise en évidence de l'existence ultérieure, dans cette cohorte, d'un pourcentage de cas d'alcoolisme chronique de l'adulte, qui s'est révélé strictement égal au pourcentage d'alcooliques dans la population générale.

10 L'ivresse pouvant jouer le rôle de signal d'alarme, voire de frein (temporaire !) à la consommation.

personne non dépendante), comme un encouragement à leur résistance à tout traitement et un renforcement de leur déni : « je bois comme tout le monde » et « jamais d'alcool, rien que du vin ! ».

Mais notre président n'en n'est pas, par ses propos publics récents, à son coup d'essai. Nous venons d'apprendre par des personnalités averties[11], qu'étant ministre de l'Économie de Hollande, il avait fait voter un des amendements détricotant la Loi Evin ; qu'avant l'ouverture du Salon de l'Agriculture, il avait, devant témoins, écarté « tout amendement tendant à durcir la loi Evin », en ajoutant cette citation (démago) de feu Pompidou : « Cessez d'emmerder les Français. »

Ce sont donc des propos irresponsables, à l'heure où, après avoir fait quelques timides progrès, la lutte contre l'alcoolisme marque le pas. On n'ose plus se dire « alcoologue », on est, pudiquement, « addictologue ».

III.

L'échange de correspondance ayant commencé par l'envoi à monsieur Périco Légasse de mon texte « Monsieur P.L. bouleverse la science », accompagnant ma lettre du 15 mars 2018, et, après une brève réponse, ce fut un bref mot du 26 mars de monsieur P.L. à J.P.D. et ce fut ensuite l'échange entre J.P.D. et monsieur P.L. : lettre de J.P.D. à monsieur P.L. du 8 mai 2018 ; lettre de J.P.D. à monsieur P.L. Le lecteur jugera par lui-même.

---

11 Les professeurs E. Rusch et P. Lombrail, respectivement président et ancien président de la Société française de santé publique, et docteur J.-P. Couteron, président de la Fédération d'addictologie, signataires, dans *Le Monde* du 28 février 2018, d'un article intitulé : « L'alcool, le président, et l'enquiquinante question de la santé publique. »

Paris, le 15 mars 2018

Cher monsieur,

Autant j'apprécie vos chroniques, qu'on dit « gastronomiques » (j'avoue ne pas aimer ce qualificatif qu'on donne parfois à des restaurants qui n'ont pas besoin de cette enflure de langage pour être justement appréciés), autant je n'ai pas admiré (c'est le moins qu'on puisse dire) vos félicitations adressées à notre jeune, beau, intelligent, cultivé (sauf quelques lacunes) président, et tout et tout, pour avoir, par ses propos, donné rectification à la soi-disant gaffe (« propos maladroits ») de sa ministre de la Santé.

En fait, de la part du président, ces « propos rectificatifs », ce recadrage de sa ministre, sont indécents, car ils montrent que le moins honorable côté de « la politique », soit la démagogie « franchouillarde », « populiste » (pour reprendre le mot-valise, dont on est bien incapable de donner une définition rigoureuse), vient l'emporter, chez les responsables les plus haut placés, sur l'intérêt national bien compris.

Car si nos crus attirent les clients les plus financièrement puissants de par le monde, le vin produit en masse, même de qualité en progrès, reste, loin devant bière et whisky, « l'opium du peuple », le moyen le plus connu et consommé massivement d'une partie de loin non négligeable de la population française, même si ce sont, dixit par ailleurs le président, « des gens qui ne sont rien » (*sic*).

J'aime quand vous parlez de sujets que vous connaissez bien. Je déplore que vous parliez aussi de sujets dont vous semblez tout ignorer, ou que, comme beaucoup de nos compatriotes, vous arrivez à ne pas voir. Et je trouve triste que, voulant faire de l'humour à ces sujets, vous vous ridiculisiez (« La République est sauvée », etc.).

J'ai consacré une grande partie de ma vie professionnelle (j'ai 88 ans) aux sujets souffrant d'alcoolisme ; lors de leur première consultation, presque tous affirmaient : « Mais, docteur, je ne bois jamais d'alcool, rien que du vin... »), ignorant qu'un litre de vin, c'est 12 à 13 grammes d'alcool pur, et ceci multiplié par 2, 3, ou 4 par jour...

Alors, vos félicitations au président seraient mieux venues s'il avait plutôt recadré sa ministre de la Condition féminine, quand, par ses débordements publics, elle cause un tort majeur à une campagne importantissime.

Bien sincèrement, et, bien entendu, merci pour vos chroniques en faveur de la « bien-bouffe ».

Docteur J.-P. Descombey

P.S. Ci-jointes copies de deux lettres, l'une à la ministre, l'autre à un ami très cher, abusé par ces campagnes de « défense d'un vin », qui se porte assez bien.

Marianne
Périco Légasse (manuscrit)

Le 26/3/18

Cher monsieur, bien que votre sectarisme idéologique vous égare, j'ai lu votre lettre avec intérêt, mais des praticiens tout aussi compétents et autorisés que vous, à des échelons médicaux très expérimentés, ont tranché en faveur des déclarations du chef de l'État : une consommation raisonnable et modérée de vin à déjeuner et à dîner est bonne pour la santé. Le reste n'est que dogme, haine, propagande ou opinion politique, ce que je respecte. Merci pour l'intérêt que vous portez à mes écrits. Cordialement.

Périco Légasse

Paris, le 5 avril 2018,

Cher monsieur Périco Légasse,

Je n'ai pas l'habitude de m'éterniser dans quelque polémique que ce soit, mais je fais ici une exception à cause du ton quelque peu protecteur, paternaliste et condescendant, que vous adoptez pour admonester un vieillard de 88 ans : « votre sectarisme idéologique vous égare » ; « mon garçon », a-t-on envie d'ajouter.

Mon « sectarisme idéologique », toutefois, ne me pousse pas, moi, à insulter, ceux qui auraient le tort de ne pas être d'accord avec moi : « propos maladroits », « propos ridicules », « bête sur le fond et la forme », « hypocrisie odieuse », « incompétence politique », « bourde », six injures en deux pages, quand on sait que la quantité d'injures proférées dans une discussion est inversement proportionnelle à la qualité des arguments déployés... Tout ça parce que la ministre de la Santé a **prudemment** rappelé que « **DU POINT DE VUE DE LA SANTÉ PUBLIQUE** (je souligne !), le vin est un alcool comme les autres » (12 à 13 grammes d'alcool pur par litre). Qui soutiendra le contraire ?

Je ne suis certainement pas un expert infaillible en matière d'alcoolisme, mais j'ai travaillé des décennies avec des patients alcooliques, et les idées que je soutiens, les associations scientifiques compétentes (la Société française d'alcoologie, entre autres) les défendent aussi, et dans les mêmes termes. Quant aux « praticiens tout aussi compétents et autorisés » que moi, ces « alcoologues anonymes », sans doute, nous ne les avons pas vus se débattre, malgré leurs compétences et autorité, pour soigner les patients alcooliques (25 % des malades hospitalisés dans les services de médecine). Et s'il est bien évident que boire seulement deux verres de vin par jour est sans danger pour, heureusement la majorité de la population, vanter, d'un poste de responsabilité, cette dose comme « normale », apporte de l'eau au moulin des résistances à tout traitement des patients alcooliques, répétant, renforcés dans leur déni :

« je bois comme tout le monde », et « jamais d'alcool, rien que du vin ! ».

Enfin, un mot sur « l'idéologie » ; rappelons seulement qu'on appelle couramment ainsi les idées de l'autre, celles qu'on ne partage pas ; quant à soi-même, par définition, ou postulat, on n'est jamais atteint par « l'idéologie »... on est tout simplement « LA vérité »...

Et comme je crains que vous n'ayez pas prêté grande attention aux arguments avancés dans mon papier, que vous avez sans doute « livré à la critique rongeuse des souris », comme l'a écrit un jour un grand homme au sujet de certains de ses propres écrits, je persévère et vous en renvoie un deuxième exemplaire.

Ceci-dit, salut quand même, d'un médicastre dogmatique, qui aime bien, quand même, aussi, boire avec des amis une bouteille de Haut Brion ou de Richebourg, quand ses moyens le lui permettent encore.

Docteur J.-P. Descombey

Paris, le 19 août 2018

Monsieur,

Votre dernier papier dans *Marianne* finit de me persuader de l'absolue inutilité (du fait de son inefficacité) de la discussion face aux idées reçues et aux préjugés que peut porter en lui l'interlocuteur, s'il y tient absolument. On ne peut forcer quiconque à s'informer et réfléchir s'il ne le veut pas.

Vous ignorez tout, et voulez tout ignorer d'un grave problème français[12] (mais tout aussi bien russe, polonais ou

---

12 Le lobby alcoolier a poussé les pouvoirs publics à faire passer,

suédois...), et pour camoufler votre ignorance voulue, vous disposez de deux moyens :

- insulter : vous récidivez avec « stupide » et « bête dans la forme et dans le fond », décochés élégamment à madame Buzyn ;
- inventer de toutes pièces un « lobby médico-hygiéniste », dont la silhouette imaginaire cache (bien mal) le trop bien réel lobby alcoolier, lequel est maintenant présent jusqu'au sein de l'Élysée, avec la conseillère « agriculture » du président, qui est la leader du lobby qui a réussi, par le vote de divers amendements, à vider de tout contenu efficace la loi Evin que vous présentez comme un épouvantail. Ce lobby est désormais tout puissant jusqu'à la direction de la « Fondation pour la recherche en alcoologie », présidée certes par un professeur, mais avec, en regard de quatre « experts », onze représentants de firmes alcoolières, agissant sans doute au nom du trop célèbre principe de la « légitime défense ». Et d'où avez-vous tiré que la dictature du « lobby médico-hygiéniste » nous a forcés à boire cette année cette chose, que je trouve personnellement immonde, qu'est le thé vert ?

À trop insister dans votre combat, vous allez finalement vous nuire, au point que votre talent de chroniqueur gastronomique sera amené à disparaître derrière votre polémique.

Bien sincèrement,

Docteur J.-P. Descombey

---

comme première cause de mortalité évitable, le tabac, devant l'alcool, au moyen d'un bidouillage statistique, le lobby des buralistes étant infiniment moins dangereux, aux plans tant électoral que de la paix civile, que le puissant lobby alcoolier...

Ceci étant dit, la moindre des choses était, pour moi, d'adresser à madame la ministre Buzyn une lettre de solidarité et de soutien.

Paris, le 10 mars 2018

Madame le professeur Agnès Buzyn
Ministre de la Santé

Madame la ministre et chère consœur,

Sans rien retirer des critiques que je vous ai adressées au sujet de vos mesures de sauvetage de la psychiatrie, **je tiens à vous faire part de ma plus grande solidarité face à la tenue indécente à votre égard de la part d'un bon nombre de sénateurs, alors que vous faisiez votre devoir de ministre de la Santé et de médecin en déclarant publiquement que « le vin est un alcool comme les autres ».**

Ayant consacré une grande partie de ma vie professionnelle à la clinique, la psychopathologie des alcoolismes, avec à l'appui, quelques recherches cliniques que j'ai la faiblesse de penser non négligeables[13], je ne suis évidemment pas étonné de voir resurgir ce chœur franchouillard, héritier d'autres campagnes, non dénuées de parfum antisémite, quand les cibles étaient le professeur Debré ou « Lolo-Mendez » (*sic*). Mais je reste révolté

13 *Alcoolique, mon frère, toi ; l'alcoolique entre médecine, psychiatrie, psychanalyse*, préface de Pierre Brisset, lettre postface de Joyce Mc Dougall, Privat, rééd. L'Harmattan. *L'homme alcoolique*, préface de Pierre Fouquet, Odile Jacob. *Précis d'alcoologie clinique*, préface de Dominique Barrucand, Dunod, 2 éditions. *L'économie addictive, alcoolisme et autres dépendances*, Dunod.

(séquelle de jeunesse à 88 ans ?) que des membres de l'« élite » qui estiment que l'effet du vin en France se limite à la dégustation du Romanée-Conti, devenu accessible aux seuls milliardaires, ont les yeux fermés sur les innombrables victimes de cette « contrainte par corps exercée sur un sujet insolvable de sa dette » (définition en vieux français judiciaire de l'addiction) ; définition dont chaque mot pourrait être le titre d'un chapitre d'un *Traité des addictions*. Car tout vrai clinicien, c'est-à-dire qui rencontre réellement des malades alcooliques, connaît cette phrase-litanie : « Mais, docteur, je ne bois jamais d'alcool, rien que du vin. » Il y a, malheureusement, dans nos assemblées parlementaires, une action permanente des lobbys alcooliers ; pour notre honte, un de ses acteurs fut un jour un confrère... Bordelais et propriétaire viticole.

Je peux comprendre que vous ne pouvez pas accorder la même attention à tous les courriers que vous devez recevoir. **Mais je serais heureux que vous ayez lu celui-ci, et j'en profite pour vous renouveler la plus forte expression de ma solidarité.**

Bien confraternellement,

J.-P. Descombey

P.S. : Ci-joint copie de la lettre que j'ai adressée à un de mes plus proches et chers amis, qui pensait que je faisais partie de la meute des aboyeurs à vos trousses.

P.S. 2 : En l'absence de réponse à mon précédent courrier, j'hésite à vous faire parvenir le long texte que j'ai rédigé d'examen critique de la situation présente de la psychiatrie et des mesures que vous prévoyez de faire appliquer.

Parallèlement, il me semblait nécessaire de faire part au journal *Le Monde* du soutien apporté à la ministre, et de lui proposer un petit article.

Paris, le 28 août 2018

Monsieur le directeur
Le Monde

Monsieur le directeur,

Je me permets de solliciter auprès de votre autorité, avec une certaine insistance, la publication, comme article dans un prochain numéro du *Monde*, le bref texte ci joint ; il a pour objet le danger que représente l'actuel et considérable développement de l'activité des lobbys alcooliers, ainsi que l'appui qu'ils reçoivent des plus hautes instances de l'État ; tout ceci au point que toutes les mesures possibles pour combattre les addictions alcooliques et les dégâts de santé qu'elles provoquent, risquent fort, en l'absence d'une salutaire réaction, d'être désormais impossibles à réaliser.

Je vous indique, à l'appui de ma demande, à quel titre je me permets d'insister à ce point :

- je suis psychiatre honoraire des hôpitaux, ancien chef de service au centre hospitalier Sainte-Anne ;
- j'ai consacré l'essentiel de mon activité professionnelle (clinique, thérapeutique, de recherche et d'enseignement) aux addictions alcooliques ;
- j'ai été des membres fondateurs, puis membre élu, sur plusieurs mandatures, du C.A. de la Société française d'alcoologie, fondée par les docteurs Pierre Fouquet et R.M. Haas ;
- je suis, avec Joyce Mc Dougall, l'introducteur en France (en 1982) du concept d'addiction et de son application aux pathologies alcooliques ;
- je suis l'auteur de plusieurs ouvrages de référence consacrés aux alcoolismes : *Alcoolique, mon frère, toi. L'alcoolique entre médecine, psychiatrie, psychanalyse*, préface du docteur Ch. Brisset, Privat, rééd. L'Harmattan ; *Précis d'alcoologie clinique*, Dunod, Deux

Éditions, préface du professeur D. Barrucand ; *L'homme alcoolique*, Odile Jacob, préface du docteur P. Fouquet ; *L'économie addictive. Alcoolisme et autres dépendances*, Dunod.

Ces indications pouvant permettre à des lecteurs de savoir qui est l'auteur de l'article et à quel titre il intervient.

Je me suis efforcé de limiter le plus possible la longueur de ce texte, afin d'en rendre possible la publication.

Espérant que, comprenant ma démarche, vous aurez à cœur d'y donner suite dans les meilleurs délais possibles.

Je vous prie de recevoir l'expression de mes sentiments les meilleurs et de ma fidélité au journal, dont je suis le lecteur assidu depuis sa fondation, à l'automne 1944.

Docteur J.-P. Descombey

TRAITER SÉRIEUSEMENT LES ADDICTIONS ALCOOLIQUES implique impérativement de RETIRER AUX LOBBYS ALCOOLIERS LE POUVOIR DONT ON LEUR A FACILITÉ LA PRISE

L'activité intense et croissante déployée par les lobbys alcooliers, et l'appui qu'ils trouvent jusque dans les plus hautes sphères de l'État, sont particulièrement inquiétants, menaçant même, si une salutaire réaction n'intervient pas, toutes possibilités de mesures efficaces et rationnelles pour contrer le développement des pathologies alcooliques. Je citerai à ce sujet plusieurs faits.

1°) L'annonce publique, spectaculaire, par le président de la République, de sa consommation personnelle, quotidienne de vin (soit deux verres par jour) est un acte politique qu'il faut qualifier clairement de nocif. Car il constitue une fausse information du fait du déplacement ainsi opéré d'un problème de santé publique spécialement grave ; la consommation **personnelle** du président, qui n'est pas un problème[14], et ne devrait intéresser personne, quand elle est ainsi exhibée, contribue à occulter de fait le vrai et seul problème, qui est **social, national, de santé publique,** que représente le poids des addictions alcooliques. Les deux choses n'ont rien à voir et l'arbuste sert fâcheusement à cacher la forêt. De plus, cette déclaration du président constitue un désaveu, honteux, mais efficient, des justes propos de sa ministre de la santé.

2°) Et cette prise de position publique ne vient pas seule :

– la conseillère « agriculture » du président est madame Audrey Bourrolleau, leader du lobby alcoolier « Vin et Société », et agent actif sous Hollande et son ministre Emmanuel Macron du 2e détricotage de la loi Evin, lequel ministre se félicitait de ce détricotage, sans doute pour des raisons économiques... ;

– et le 22 février dernier le même Macron s'engageait en tant que président à empêcher tout « durcissement » (?) de la loi Evin, loi dont il avait, simple ministre, salué l'émasculation.

3°) Alors que déjà on s'apprête à confier la lutte contre l'alcoolisme au lobby alcoolier :

– on sait d'emblée ce que sera le contenu qualitatif de la campagne menée par ce lobby ;

– et on a déjà fait remarquer que son financement ne dépassera pas 28 millions d'euros, en regard des 500 millions consacrés à la publicité pro alcool.

4°) On assiste même, avec hélas la complicité de quelques professionnels (dont le professeur Gorwood, de Sainte-Anne, fondateur d'une « Fondation pour la recherche en alcoologie »), à la prise en main de la recherche par les lobbys alcooliers. La gouvernance de cette fondation placée sous l'égide de la Fondation de France, donc promise au rôle d'interlocuteur privilégié, voire unique des autorités, est

14 Dans la mesure où elle n'expose à aucun caractère dangereux les actes du président.

attribuée à un comité comprenant deux collèges : l'un dit des « fondateurs », au nombre de 7 + 1 à nommer, tous représentants chacun d'une grande firme alcoolière, et l'autre, collège dit des « experts », au nombre de 6, dont, en fait, l'un représente l'I.R.E.B.[15], riche officine créée et détenue par les grandes firmes alcoolières. 6 + 1 = 7 **alcooliers contre 5 experts, les jeux sont faits !**

5°) Déjà, les « dégâts » sont sous-estimés dans les statistiques officielles : les épilepsies tardives de l'adulte et l'immense majorité des hypertensions artérielles d'installation tardive, toutes deux d'étiologie alcoolique dominante, sont comptabilisées, non au chapitre « alcoolisme », mais aux chapitres « neurologie » et « cardio-vasculaire », d'où la rétrogradation, au tableau des « morts évitables, de l'alcoolisme au deuxième rang, derrière le tabagisme ».

6°) À l'époque où il est de bon ton de fustiger le **« populisme »,** on peut, malgré le caractère confus et confusionnant de ce pseudo-concept-valise, en retenir un caractère très repérable, la **démagogie** ; il est inquiétant de voir le président citer son prédécesseur Pompidou, en sa formule d'une vulgarité démagogique, confusionnante sous son auréole franchouillarde : **« cessons d'emmerder les Français »,** comme s'il fallait obligatoirement parler vulgaire pour s'adresser au peuple, qu'on juge sans doute vulgaire et flatté par la vulgarité. Mais où mène cette démagogie, sinon au déni et à l'escamotage ?

Pour s'opposer à cette accumulation de processus, propos et mesures mortifères, une politique, comme on n'en a guère connu depuis les suggestions et propositions médicales du professeur Debré et politiques de Pierre Mendès-France, devrait s'imposer, reposant, non sur quelque forme de prohibition (dont toute personne un peu avertie des

15 Institut de recherche et d'étude des boissons.

problèmes de l'alcoolisme sait l'inefficacité, voire la nocivité) ; ni condamner à l'eau toute la population exempte de dépendance addictive à l'alcool, mesure stupide dont est accusé un pseudo « lobby médico-hygiéniste » né de l'imaginaire de messieurs Périco Légasse, Erik Orsenna ou Bernard Pivot[16].

Mais par un effort énorme, intelligent et documenté d'information du public, de formation des diverses sortes de professionnels de santé (il y a beaucoup à faire), de prévention, à condition qu'elle ne soit pas prétexte à négliger, voire à abandonner les soins, et qu'elle repose sur des éclairages documentés et non plus fruit du simplet et inexact « bon sens » et de la pensée-bureau, voire pensée-ordi, créer des petites structures spécifiques de soins, au besoin hospitalières, assurant les thérapeutiques somatiques et psychiques toutes deux nécessaires ; engager des suivis au long cours, en parallèle complémentaire, bien souvent, avec l'appui à fournir aux associations néphalistes (A.A., Vie Libre, Croix d'Or ou Bleue, etc.).

C'est dire que cela va au strict opposé de ce à quoi le pouvoir actuel tend, et même si cela doit amener à « dépenser un pognon dingue ».

Docteur Jean-Paul Descombey

P.S. Aucune réponse à ce courrier.

Paris, le 8 mai 2018

À un journaliste de *L'Humanité*
Cher ami,

16 Il leur sera beaucoup pardonné, car ils ont beaucoup péché par ignorance et croyant savoir.

Permettez qu'on apporte quelques précisions, voire rectifications, dans ce que vous écrivez dans votre article sur le vin.

Contrairement à ce que vous semblez affirmer, bien légèrement et injustement, aucun médecin alcoologue compétent n'a eu, pas même l'idée ou la moindre intention de punir et priver les 75 % des Français, buveurs tempérants, sous prétexte de sevrer les 25 % de Français, alcooliques, buveurs dépendants, dits « buveurs excessifs ». Et aucun alcoologue n'ignore que la prohibition n'a jamais résolu le problème de l'alcoolisme, ni l'augmentation du prix des alcools, ni « que le quatrième jeune ne boive pas en boîte, pour pouvoir conduire au retour » n'a résolu celui de l'alcoolisation des jeunes partis avec lui. Simplement, leur alcoolisation, devenue rituelle, grâce à une vigilance conservée, mais extérieure à eux, n'a plus pu entraîner leur mort par accident.

Et notre cher président s'est comporté, avec son égocentrisme habituel, de façon parfaitement irresponsable en se désolidarisant publiquement, et, de plus, de façon tout à fait inélégante, de sa ministre de la Santé. Pourtant, celle-ci[17] n'avait fait que son devoir de médecin et de ministre de la Santé, en déclarant de façon particulièrement prudente et nuancée : « DU POINT DE VUE DE LA SANTÉ PUBLIQUE, le vin est un alcool comme les autres. »[18] D'où, en réaction, une pétition franchouillarde (de l'Académie française, avec Erik Orsenna, à Bernard Pivot, de l'Académie Goncourt et des « Amis du Beaujolais » – il n'y manque que les dignitaires des trois religions monothéistes, dont l'Islam !, pétition-divine surprise pour les lobbys alcooliers, omniprésents jusqu'à l'Assemblée, sous la houlette... d'un médecin ! ... Bordelais et propriétaire viticulteur !

---

17 Très critiquable sur d'autres aspects de sa politique, en particulier concernant la psychiatrie...

18 Contenant 12 à 13 grammes d'alcool pur par litre.

Propos irresponsables et démagogiques[19] du président, car l'exhibition de ses deux verres quotidiens proclamés par Jupiter en personne va apporter... du vin au moulin des résistances ainsi renforcées de bon nombre d'alcooliques vis-à-vis de leur possible-impossible traitement. Les bien connus : « Je ne bois pas d'alcool, rien que du vin », et « Je bois comme tout le monde », ont désormais les meilleurs jours devant eux. Belle réussite de pub et de contre-campagne alcoolique.

Car l'alcoolisme, malgré le bidouillage officiel des statistiques[20], reste la première cause de mortalité prématurée en France. Personnellement, j'apprécie le bon vin, « avec modération », chose dont sont malheureusement incapables les « esclaves de la quantité » que sont les alcooliques. Mais je sais aussi qu'il faut un sérieux courage politique pour prendre sérieusement et activement en considération le drame de l'alcoolisme français. Et pourtant, le marché du vin n'est pas en danger et n'a pas besoin de défenseurs démagogiques, présidentiels ou autres. Et n'est pas en danger socialement, et non plus la liberté de boire ou de ne pas boire... sauf précisément pour ces 25 % d'alcooliques, qui l'ont perdue ou ne l'ont jamais eue en eux.

Bien amicalement, docteur J.-P. Descombey

Châtenay, le 7 mars 2018

Mon cher Guy,

---

19 Citation, faite par Macron, du président Pompidou : « Cessez d'emmerder les Français avec ça. »

20 Compter les épilepsies tardives de l'adulte en neurologie et l'hypertension artérielle en cardio-vasculaire, et pas au chapitre alcoolisme, bien qu'il en soit la cause presque totale... Fustiger le tabagisme ne met que quelques milliers de buralistes dans la rue ; mais combattre l'alcoolisme... Mendès France en a fait l'expérience, celle d'une campagne chauvine, voire antisémite (« Lolo Mendez »...).

Comment t'es tu laissé emporter par je ne sais quel vent de folie, pour supposer que je pourrais m'associer à cette pétition qui est à la fois un monument de connerie irresponsable sous couvert de culture, de spécificité françaises, et de saloperie « pure » et simple ? Pétition associant, dans une partition qui n'est pas exempte de notes franchouillardes, à l'« Académie du vin », alias le lobby qui a déjà à son actif, par amendements successifs, eu la peau de la seule « œuvre » du pauvre Evin : sa loi sur l'alcoolisme, les autorités culturelles et spirituelles, l'Académie française et Bernard Pivot ; il n'y manque plus que la bénédiction des trois religions monothéistes...

C'est vrai que je considère les grands crus comme des œuvres d'art, que j'ai plaisir à offrir à mes amis pour en jouir avec eux. Mais le vin, en France, ce n'est pas seulement ce produit merveilleux du travail des hommes, offert et accessible à des privilégiés. C'est aussi le toxique n° 1 consommé par les Français, et agent de la première cause de mortalité en France comme en Russie, champions du titre (j'oubliais la Suède, autre *ex-aequo*). Ceci, bien que les « autorités » aient bidouillé les statistiques[21], faisant passer le tabac au premier rang ; le lobby des buralistes ne pèse rien à côté de celui des alcooliers. Si je sais apprécier ces vins, j'ai consacré une partie essentielle de ma vie professionnelle à ce suicide inconscient et collectif qu'est l'addiction alcoolique.

Dieu sait que je ne suis pas un fidèle inconditionnel de madame Buzyn, mais je ne suis pas non plus, pour cela, un praticien de la manœuvre du bouc-émissaire. En tant que ministre de la Santé de la République française, rappelant que le vin est un alcool comme les autres, elle n'a fait que son devoir. Elle n'est pas ministre de la Culture ou du

21 En comptabilisant les épilepsies tardives de l'adulte et l'hypertension artérielle, dont l'étiologie n° 1 est l'alcool, non au chapitre « alcool », mais aux chapitres « neurologie » et « cardio-vasculaire ».

Commerce extérieur. Pouvait-elle faire moins que dire ce qu'elle a dit ? Je vois déjà s'amorcer, dans ce domaine, une campagne profitant, en la déviant, de la juste réaction aux retombées fâcheuses du juste mouvement « #me too » ; comme on a protesté contre la chasse aux mâles, « tous prédateurs », il serait de bonne tenue de combattre de soi-disant ayatollahs de l'anti-alcoolisme.

Ce sont, finalement, comme bien souvent, les alcooliques eux-mêmes qui indiquent, indirectement et malgré eux, la vérité ; tout alcoologue a entendu maintes fois ce refrain, venant des patients : « Mais, docteur, je ne bois pas d'alcool, rien que du vin. » Ces patients, qui ne sont pas à un déni près, ne savent pas qu'un litre de vin, c'est de 10 à 13 grammes d'alcool pur par litre.

Ce n'est pas la première fois que les « élites » françaises se ridiculisent et se déshonorent. Et le fâcheux exemple vient d'en être donné par le Premier ministre qui, à mots couverts, a désavoué sa ministre de la Santé, prenant la suite de notre jeune et beau et intelligent, etc., président qui célébrait le vin sans préciser qu'il est aussi l'agent de la mort de la multitude des « gens qui ne sont rien ».

J'espère que ces éclaircissements t'auront apporté quelque chose et feront même peut-être de toi, un diffuseur de « la bonne parole » contre ce fléau.

Je t'embrasse, Jean-Paul.

Chapitre VI
Responsabilité des psychiatres

I.

Et comme dans ce bilan, cette analyse de cette « psychiatrie sinistrée », et bien que la responsabilité principale en incombe aux autorités politico-administratives, il eut été malhonnête de penser et dire que les professionnels de la psychiatrie, et, en premier lieu les médecins, n'en n'auraient aucune, je réservai précisément, en 2007, dans mon livre *La psychiatrie sinistrée*, un chapitre de huit pages consacré à « la responsabilité des psychiatres ».

Je dois dire qu'à sa relecture, je ne trouve rien, aujourd'hui, à y retrancher. Tous les éléments de cette autocritique se trouvent au contraire confirmés, en tant qu'il s'agit là de conséquences vérifiées des bévues que notre corps professionnel aura pu commettre. Peu de choses, par contre, semblent devoir s'y ajouter. Toutefois, certaines d'entre elles mériteront mention et examen spécial après ce rappel, ici, de l'autocritique 2007. Car nous nous permettrons ici de faire pour ceux qui, à l'époque ne l'auraient pas lue, ou en aurait oublié les éléments essentiels, un rappel du texte intégral de cette autocritique.

II.

Voici donc le texte de ce chapitre de 2007 :

CH. IV : LA RESPONSABILITÉ DES PSYCHIATRES

Il serait malhonnête de prétendre que la responsabilité » de la « crise » de la psychiatrie incombe uniquement à « l'autre » : le Prince, les technocrates, les médias. En notre sein, des voix discordantes se manifestaient, certes, et, même minoritaires, faisaient grand bruit. Bruit que le Prince et les médias entendaient parfaitement et savaient utiliser. Que n'a-t-on entendu, alors ? L'annonce des dangers graves qui menaçaient la psychiatrie (suppression des internats psychiatriques, et du diplôme d'infirmier de secteur psychiatrique, par exemple) était aux yeux de certains d'entre nous, le fait de « Cassandres catastrophistes », auxquelles la suite des évènements n'a hélas que trop donné raison. Lors d'une Assemblée générale du Syndicat des psychiatres des hôpitaux (alors syndicat unique), en Avignon, beaucoup, qui parlaient fort, estimaient qu'il y avait des problèmes plus importants, et qu'avec cela, on faisait perdre son temps à l'Assemblée générale...

Devant une campagne qui présentait la psychiatrie comme essentiellement coupable d'atteintes à la liberté de l'individu, avec Michel Foucault brandi sans cesse comme bannière de la lutte contre l'enfermement, on réagissait trop souvent mollement, comme si on se sentait coupables. Même les plus avisés comme mon maître Daumezon, critiquaient mes camarades qui luttaient contre les internements politiques de dissidents en U.R.S.S., en nous disant de balayer devant notre porte de psychiatres français, comme s'il y avait eu des internements d'opposants politiques en France. La loi de 1838 régissant les internements était qualifiée d'« obsolète », « issue de la Monarchie bourgeoise de Juillet ». Elle devait, pour certains, être purement et simplement supprimée, abolie. D'autres prônaient une loi « déspécifiée » (pour qu'elle ne soit pas une « loi d'exception ») (*sic*) – on voulait dire par là : ne stigmatisant pas les fous – et elle aurait régi les soins contraints des comateux, des militaires ! Il était difficile de soutenir qu'il y aurait malheureusement toujours besoin d'hospitalisations sous contrainte, qu'il fallait que cela soit réglementé sévèrement par une loi, et que, si loi nouvelle il devait y avoir, il ne faudrait pas qu'elle soit moins bonne (ou plus mauvaise) que la loi de 1838.

Sous prétexte de psychiatrie de secteur, certains prônaient la disparition totale de l'hospitalisation psychiatrique censée représenter le mal absolu, l'extérieur, même pathogène, le souverain bien. Toute défense de l'hospitalisation faisait taxer son auteur du péché d'hospitalocentrisme. La saignée opérée dans l'effectif des lits d'hospitalisation a amené, comme on l'a vu, entre autres dégâts, la multiplication par 3 à 4 des hospitalisations sous H.D.T. Dans la psychiatrie infanto-juvénile, en raison du peu d'indications d'hospitalisations, une forte résistance était opposée à la création de petites unités. Les collègues les préconisant faisant figure d'« archaïques ». Le cas d'un jeune garçon dont l'état nécessitait une hospitalisation occupa toute la garde d'un des psychiatres du C.P.O.A.[22] pour trouver un lit, et cela, dans cette région parisienne, si favorisée aux dires des augures officielles. L'administrateur de garde dut imposer l'admission du garçon dans un service d'adultes, peu adéquat et organisé pour ce type de prise en soins.

Les anti-psychiatries anglo-saxonne et italienne, au départ porteuses d'une critique fort intéressante des pratiques psychiatriques alors dominantes, ont servi de cheval de bataille... et de Troie, lequel a finalement apporté de l'eau au moulin du processus d'auto-destruction de la psychiatrie sous prétexte de « désinstitutionnalisation »[23]. L'engouement pour l'expérience intéressante et sympathique de Basaglia en Italie, plus précisément en Émilie-Romagne, rendait aveugle

22 Centre psychiatrique d'orientation et d'accueil, service parisien d'urgences psychiatriques fondé en 1956 à Sainte-Anne par mon maître Georges Daumezon.

23 Dans le jargon à la mode, processus de dégagement des individus vis-à-vis de leur dépendance à l'institution.

sur le fait que son extension à toute l'Italie, avec fermeture des hôpitaux psychiatriques, (certes encore plus critiquables que nos H.P. français), mais sans les fameuses « alternatives », a jeté à la rue des milliers de psychotiques, et on a pu parler (car on est discret, officiellement, sur ce genre de statistiques) de 50 000 morts[24].

La « désinstitutionnalisation », en principe, visait à combattre la dépendance pathogène des malades vis-à-vis de l'institution hospitalière. Mais le concept recélait une autre réalité moins réjouissante : la désinstitutionnalisation du sujet en souffrance, qui lui fait perdre ou l'empêche de renouer quelque lien social que ce soit, avec qui que ce soit. Certains malades, qui avaient perdu toute attache familiale, toute implantation géographique personnelle (l'urbanisation avait, pour certains, fait disparaître jusqu'à la rue où ils habitaient autrefois), n'avaient sauvegardé de liens que dans le cadre des rapports sociaux contractés avec les personnes (malades ou soignants) avec lesquelles ils étaient en contact à l'H.P. Quelque critique que l'on puisse faire à juste titre de la vie asilaire, vie dont la psychothérapie institutionnelle s'efforçait d'utiliser le fonctionnement en une sorte de renversement à potentiel thérapeutique, lâcher ces individus au dehors, dans le monde, non comme des électrons libres, mais électrons à la dérive, c'était les lâcher dans le vide. Et ceci fait justice de l'illusion qui consiste à croire qu'il suffit d'« abattre les murs de l'asile », ou d'en ouvrir les portes, pour permettre à des sujets en souffrance de recouvrer leur liberté.

D'autres faux-pas, fort préjudiciables, auront été certaines utilisations qu'il faut bien appeler erronées de la psychanalyse en psychiatrie. Ces faux-pas étaient surtout le

24 Évoquer cela m'a fait traiter par un collègue de « complice des réactionnaires ».

fait de ce que j'ai pu appeler « le délire para freudien des jeunes analysés », jeunes, non au sens de l'âge, mais de la jeunesse dans le métier, comme on parle de la « maladie des jeunes porchers ». L'erreur la plus courante et la plus fâcheuse aura été d'affirmer qu'il fallait « attendre la demande ». Si ceci concerne la pratique, l'indication de la cure analytique, l'idée n'est pas soutenable, telle quelle, dans la pratique psychiatrique, dans la mesure où une bonne partie des patients potentiels se trouve justement dans l'impossibilité (heureusement transitoire si on peut s'engager avec eux dans un certain travail de la chose), de formuler une demande explicite et d'exprimer sa souffrance autrement que par le délire ou le passage à l'acte. C'est, de plus, oublier que la demande de psychanalyse est une demande d'amour, ce qui est en jeu dans la « demande » en psychiatrie, est plutôt de l'ordre de l'aide à la survie.

Cette maladie infantile dans l'utilisation des acquis de la psychanalyse (il faudrait bien prendre garde à ce qu'elle ne se survive pas en maladie sénile) a pu s'exprimer et s'appuyer sur une sorte de vulgate forcément par trop schématique et déformée de la théorie freudienne. Au pire, on avait affaire à une construction imaginaire colmatant une ignorance à peu près totale de celle-ci, mais présentée « au nom de la psychanalyse ».

À côté de la manière dont le freudisme a pu révolutionner avec bonheur les modalités de la relation médecin/malade, ces dérapages ont fait quelques dégâts majeurs, d'abord chez les patients, et aussi parce qu'ils ont donné lieu à une critique, mais surtout à une véritable offensive contre la psychanalyse. Certes, le legs freudien en a vu d'autres en cent ans, puisque, de son apparition à nos jours, l'attaque a continuellement été menée pour tenter de tuer le démon que représentent « les diableries de l'inconscient ». Mais là, en psychiatrie, les dommages ont été sérieux, les conséquences désastreuses : il est plus facile d'« administrer » les malades à coup de protocoles standards et d'un usage trop généreux et quasi-exclusif de médicaments psychotropes, que d'affronter et assumer la dynamique psychique de la relation intersubjective entre soignant et patient jusque dans ses formes les plus apparemment bloquées.

Car la « modernité », ou soi-disant telle, nous guettait au tournant : à la place des « vieilleries » du freudisme, on allait passer « aux choses sérieuses », et celles-ci nous venaient d'outre-Atlantique. Si quelques critiques bien senties[25] de cette entreprise ont été faites, la réaction n'a pas été à la mesure du rouleau compresseur qui allait passer sur la clinique de « la vieille Europe ». De celle-ci, on ne retenait que son arrière-fond idéologique, organiciste, et une nosographie qu'on se croyait obligé de vouer aux gémonies. La place était libre, dès lors, pour le scientisme, le pragmatisme des D.S.M., la psychiatrie à la va-vite par des praticiens qui n'avaient « pas besoin d'être formés à la psychiatrie » (*sic*, dans la préface du D.S.M. III). Par respect du pluralisme, il fallait accepter toutes les idées (même si certaines d'entre elles se limitaient à la suppression de toute idée). Le résultat est là. On ne saurait commencer une publication (si on lui veut une audience internationale, bon prétexte allégué), sans citer en exergue, un paragraphe, alinéa de cette bible qu'est le D.S.M., ceci pour indiquer que l'article concerne des malades correspondant à tel chapitre, paragraphe, alinéa de cette bible, comme en Union soviétique il était impossible de traiter de quelque sujet que ce soit, sans se référer à la pensée du grand Staline. De même, pourquoi absolument faire ses communications en langue anglaise, quand rien n'y oblige ? Et cela dans le pays de La Boëtie et de son *Essai sur la servitude volontaire* !

Sur un plan plus directement politique, que penser de la reprise, dans nos rangs, des années durant, de la formule : « La santé n'a pas de prix, mais elle a un coût », comme pour

---

25 Cf. à ce sujet, l'article reproduit dans la deuxième partie de ce livre.

nous faire la leçon, comme à des enfants ignorants de cette évidence. Et ceci, alors que les psychiatres des hôpitaux ont toujours été, de tous les médecins, ceux qui veillaient le plus au grain sur ce plan. Il eut fallu au contraire le reprendre pour arguer que, de toutes façons, des soins de qualité ne pouvaient que coûter, et cher ! Au lieu de cela, c'était l'invite à nous transformer, de cliniciens-thérapeutes que nous sommes et devons rester, en petits comptables au service d'une « économie de la santé » dans la perspective de l'hôpital-entreprise. Faire de bonnes statistiques pour remporter les meilleurs crédits, devenant alors, sur cette lancée, la préoccupation première du médecin-chef[26].

À temps, juste à temps, devant les conséquences désastreuses de telles orientations, qui avaient reçu par trop l'aval de pas mal d'entre nous, un coup de barre salutaire a été donné. Il faut des administrateurs, de vrais gestionnaires, dont c'est le métier. Et si les psychiatres ne doivent pas être ignorants, aveugles aux affaires de gestion (leur « intendance »), ç'aurait été une erreur de se croire gestionnaires nous-mêmes, et d'aller nous placer sur un terrain que d'autres maîtrisent mieux que nous. Mais collaboration (le vilain mot !) ne doit pas être alliance du cheval et du cavalier, mais confrontation entre professionnels dont chacun assume son métier propre, et sans perdre de vue la nécessaire boussole éthique : assurer des soins de qualité à tous ceux qui en ont besoin.

Concernant le problème de la démographie médicale, les manques de notre corps professionnel n'ont pas consisté en positions aberrantes, mais en « retard à l'allumage ». Ce n'est que trop tardivement que les organisations professionnelles

---

26 Voir, en deuxième partie de ce livre, « Jeu-test à la manière d'un grand hebdomadaire ».

se sont élevées et ont pu crier « casse-cou ». J'ai rappelé comment le C.A. de l'Association scientifique des psychiatres des hôpitaux dont je faisais partie a différé pendant deux ans l'examen de l'étude statistique que j'avais demandé de présenter. Du côté du ministère, la représentante du service des personnels médicaux prétendit, devant notre assemblée syndicale, ne pas avoir connaissance des effectifs prévisibles pour les années à venir. Était-ce incompétence, ou affirmation, sciemment, d'une contre-vérité ? En fait, on attendait, en haut lieu « la divine surprise » de l'extinction de la majeure partie du corps des psychiatres des hôpitaux par le jeu de la pyramide des âges et des *numeri clausi*. Sans doute en vertu de la « loi » enseignée à l'École de Rennes, selon laquelle si l'offre (de soins) diminue, la demande diminuera, extrapolation qui assimile l'épidémiologie des maladies mentales à l'influence du marketing sur la vente d'une lessive, l'épidémiologie obéissant à une loi économique, relative d'ailleurs !

Sur la recherche en psychiatrie, notre corps professionnel des psychiatres des hôpitaux a eu une politique assez zigzagante.

Les trois associations scientifiques[27], qui avaient tenu ensemble les Journées de la psychiatrie d'Avignon I et II, avaient convenu de promouvoir, sous l'autorité de Charles Brisset, une fondation autonome pour la recherche en psychiatrie. En effet, elles constataient que l'I.N.S.E.R.M. s'était montré incapable de promouvoir cette recherche, ou choisissait des projets qui ne correspondaient pas à ce que les psychiatres jugeaient sur ce plan nécessaire.

---

27 Des psychiatres des hôpitaux, des psychiatres privés, et l'Association française de psychiatrie.

Des praticiens représentant les trois associations (Christophe Dejours, Gabrielle Lairy, Stéphane Geier, Michel Audisio, Charles Brisset et moi)

– prospectèrent les possibilités de créer cette fondation sous l'égide de la Fondation de France ;

– firent des appels pour des recherches à soutenir et financer ; deux projets furent soutenus. L'un sur le transgénérationnel dans les pathologies alcooliques : « Qu'est-ce qui se transmet, et comment ? » ; l'autre sur les psychopathologies au décours des traumas cranio-cérébraux et les comas traumatiques. Un deuxième appel était prévu sur le thème général de « l'adolescence aujourd'hui ».

Mais, sans que ce groupe de travail interassociations en fût prévenu, une des trois associations, celle des psychiatres des hôpitaux, révisa brusquement sa position, et estima que, malgré tout, l'ouverture (l'« entrisme » ?) était possible du côté de l'I.N.S.E.R.M.

J'ignore ce que furent les raisons de ce revirement. L'I.N.S.E.R.M. avait-elle changé d'idéologie vis-à-vis de la psychiatrie ? Avions-nous une relation, voire une « taupe » au sein de ce vénérable organisme ? En tout cas, cette nouvelle stratégie n'a pas semblé porter ses fruits. La récente aventure de l'I.N.S.E.R.M., avec son « expertise » sur les psychothérapies, témoigne du fait qu'elle n'avait pas abandonné sa position plus scientiste que scientifique vis-à-vis de la psychiatrie.

Heureusement, la carence en matière de recherche en psychiatrie devint plus évidente pour l'ensemble de la communauté psychiatrique, toutes chapelles confondues. Ce fut une des raisons de la création de la Fédération française de psychiatrie, qui regroupe toutes les associations de psychiatrie. Et le bulletin de la fédération s'appelle d'ailleurs *Pour la Recherche*. L'existence de cette fédération est un acquis capital, car les autorités (la Direction générale de la santé du ministère en particulier) ont enfin avec elle un interlocuteur un, et, de ce fait, incontournable. Les collègues qui, à la fédération, exercent la délicate mission des relations avec les autorités, ont maintenant la possibilité de rester fermes et rigoureux face à la suggestion de recherches venant le plus souvent de la D.G.S. et de l'A.N.A.E.S.[28], les commandes venant de ces organismes constituent certes une sorte d'obligation d'y répondre, de les exécuter, ou d'y participer, tout en veillant à ce que l'objet, la formulation soient tels qu'ils ne « déraillent » pas complètement par rapport aux exigences éthiques ou épistémologiques essentielles, *a fortiori* pour qu'elles n'entraînent pas sur un terrain miné. La manière de poser un problème peut fortement induire le type, le contenu de ce que sera la réponse, et, par la suite, engager les psychiatres sur quelque « consensus » ou « recommandations » peu rigoureux et acceptables, dans la mesure où les professionnels impliqués n'auraient pas posé au départ les paramètres convenables.

Quant à la politique suivie (ou non suivie, ou non-politique), tant par nos milieux professionnels que par les autorités sanitaires en matière d'alcoolisme et d'addictions en général, avec ses errements, ses insuffisances, ses esquives, il est impossible de les traiter ici. Je me permets de renvoyer, sur ce sujet, à un ouvrage personnel récemment paru : j'y aborde ces problèmes dans l'un de ses chapitres[29].

Cette revue rapide des hésitations, erreurs parfois, ou dérapages qui ont pu affecter les positions des psychiatres des hôpitaux montre que, le plus souvent, ils procédaient des meilleures intentions, mais on sait que l'enfer peut être pavé de ce genre de matériaux. D'imprudentes envolées généreuses, assorties d'une certaine naïveté politique, nous sont revenues en pleine face comme autant de boomerangs meurtriers.

---

28 Organisme officiel de l'évaluation.

29 *L'économie affective. Alcoolisme et autres dépendances*, Dunod.

S'il est indispensable, dans une discipline comme la nôtre, que s'instaurent en son sein des débats, loin du « consensus » tant vanté, et de la « pensée unique », il faut aussi admettre, au débit de notre corps professionnel, que les débats nécessaires n'ont pas toujours abouti à des conclusions et positions viables, à soutenir solidairement face aux pouvoirs, lesquels, trop souvent, ont su n'écouter que ceux d'entre nous, qui, sans s'en rendre compte, minaient le terrain, et étaient ainsi instrumentalisés.

Mais il ne faudrait pas non plus que cette autocritique, nécessaire de notre part, et dont nous serions capables, et seuls capables, soit encore l'occasion de discréditer la psychiatrie. Cette capacité d'autocritique, qui serait notre force, ne doit pas non plus donner aux pouvoirs l'occasion de s'exonérer de leurs responsabilités passées, qui sont grandes. Ils ne semblent pas, eux, avoir pris le chemin de l'autocritique. N'a-t-on pas vu un ancien ministre de la Santé, venir, quelques années après, à la T.V., s'indigner de la perspective proche pour la France de manquer de médecins, alors que c'est pendant qu'elle était ministre qu'ont été prises les mesures les plus catastrophiques en matière de *numerus clausus*, et qu'ont été supprimés les internats spécifiques en psychiatrie. Elle admettait toutefois en quittant le ministère que la psychiatrie était son échec, mais en une formule brute et vague ne précisant nullement en quoi ni pourquoi il en avait été ainsi.

Il n'est pas question d'exiger des responsables, coupables ou non, qu'ils aillent à Canossa, mais qu'ils aient l'honnêteté d'admettre clairement qu'il faut opérer un virage à 180 degrés, et faire reprendre à la politique de santé et à la psychiatrie le chemin qu'elles n'auraient jamais dû quitter.

On peut penser que, malgré l'espèce de sottisier (notre sottisier) que je viens de rassembler, je fais la part trop belle à ma corporation, qu'il est beaucoup reproché ici aux autorités sanitaires et aux médias[30] et qu'on ne peut nier l'existence de nombreux dysfonctionnements dans le travail de la psychiatrie. Et ceci, pas seulement dans « les années de plomb » qu'elle a connues et connaît présentement. Certainement, car l'insatisfaction dont peuvent faire état nombre d'usagers de la psychiatrie, et certaines situations frisant parfois le scandaleux, existent à coup sûr, et ne sont pas toutes réductibles aux dérapages ci-dessus signalés, ni à l'incurie du Prince, mais, tout simplement au fait que, même à la période ascendante de la psychiatrie, spécialement publique, tout le monde n'a pas pleinement joué le jeu, et qu'en maints endroits a continué à se pratiquer une psychiatrie qu'on peut, là, qualifier raisonnablement d'archaïque, quand elle ne procède pas, quant aux rapports avec les patients et leurs familles, de façon éthiquement inadmissible. Aucune corporation ne réunit en son sein exclusivement des saints. Et ceux mêmes qui traînaient les pieds se retrouvent souvent parmi ceux qui devraient être exemplaires, et se trouvent parmi les tenants des dérives actuelles que j'ai voulu ici repérer[31].

---

30 J'en profite pour saluer, en dernière heure, l'apparition sur les médias, T.V. en particulier, toute récente et répétée, de bonnes (pas toutes !) émissions sur la psychiatrie. « Pourvu que ça dure ! ».

31 Un exemple de la continuité entre la psychiatrie la plus archaïque et la psychiatrie pseudo « moderne », si souvent prônée et pratiquée actuellement : un proche de ma famille, hospitalisé dans un grand service parisien pour une dépression névrotique sévère, est « fait sortant » huit jours après (c'est-à-dire au moment où « tout lâche » et où le sujet est au plus mal). Bien que je n'aime pas ce genre d'immixtion dans le travail des collègues, je leur signale le fait ; il est réhospitalisé... pendant deux mois, pendant lesquels il n'aura aucun entretien privé, seul à seul, dans un bureau, avec un médecin, mais seulement les visites « au lit du malade », avec de multiples changements de prescriptions pharmacologiques.

III.

Ainsi, pouvons-nous rappeler :

– L'inégalité dans l'appréciation des dégâts, au sein même de notre syndicat, alors unique, des psychiatres des hôpitaux. Les plus lucides d'entre nous étaient qualifiés par les autres de « Cassandres catastrophistes », par ce que leur appréciation était la plus péjorative. Or, l'évolution des choses a tranché.

– Un désaccord régnait aussi sur l'appréciation de ce qui était le plus important et le plus grave ; ainsi, lors d'une A.G. syndicale en Avignon, on entendit dire que s'attarder sur la suppression du diplôme d'infirmier psychiatrique « nous faisait perdre notre temps » (*sic*). Un temps précieux pour « s'occuper de choses plus importantes » (re-*sic*). Là aussi, les dégâts prévisibles sont survenus.

Le fait, aussi, qu'une partie d'entre nous se laissait entraîner dans les diversions organisées par le ministère. Ainsi, quand on posait, lors d'une A.G. syndicale au D.G.S. la question : « La réforme de la loi de 1838 sur l'internement, n'y a-t-il pas actuellement problèmes plus urgents et plus graves ? », on eut droit à cette réponse du D.G.S. : « Nous sommes en 1989, l'année du bicentenaire, il fallait bien faire quelque chose » (*sic*). Mais le plus grave fut que certains d'entre nous, en responsabilité syndicale, se montraient scandalisés que beaucoup des présents dans cette assemblée aient bruyamment manifesté leur indignation de cette pirouette d'un haut responsable ministériel. En effet, l'un d'eux, paraphrasant Péguy, avait dit : « La D.G.S. a les mains propres, mais elle n'a pas de mains » ; « On ne se conduit pas ainsi avec quelqu'un qui est notre invité » (*sic*). Comme s'il s'agissait d'une discussion de salon.

– La critique de la politique irresponsable de suppression des lits hospitaliers (entre 50 et 65 % des lits supprimés) a pu valoir aux collègues qui critiquaient cette politique le qualificatif de défenseurs de l'hospitalocentrisme ! Le désastre hospitalier actuel a fait justice de cette accusation aussi stupide qu'infâmante.

– Les deux malheureux collègues pédo-psychiatres qui eurent l'audace de déplorer l'absence quasi totale d'unités hospitalières en Île-de-France, petites unités qui auraient permis d'assumer les besoins, modestes mais réels et incontournables, s'étaient fait huer et traiter de « psychiatres archaïques ». Mais le problème persiste, identique.

– Sous prétexte de se montrer « responsables », nous avons trop souvent adopté le langage et, avec le langage, le mode de pensée des technocrates dits « gestionnaires « (en fait, petits comptables), langage tel que l'aphorisme « la santé n'a pas de prix, mais elle a un coût », qui a semblé justifier, pour certains professionnels ainsi culpabilisés, les coupes financières les plus meurtrières.

– Sur la même pente, on a poussé les professionnels de santé à se croire les gestionnaires qu'ils ne sont pas, et à abandonner leur position éthique et technique de professionnels, double attitude qui les a mis en état de faiblesse face aux « technos ».

– Quant au « retard à l'allumage » concernant la démographie médicale, même si le réveil a été réel, son caractère tardif a permis à la situation d'encore s'aggraver. Les mesures actuelles concernant l'accès à l'enseignement supérieur, n'amenderont pas les choses, même si on ouvre le *numerus clausus*. Sans doute, au contraire.

– Après l'abandon d'une fondation pour la recherche en psychiatrie, la voie s'est trouvée libre pour la naissance de deux fondations, toutes deux entre les mains de lobbys, dont, pour l'une, des lobbys alcooliers.

L'irresponsabilité dans nos divisions, nos retards de prises de positions, ont coûté cher à la psychiatrie et le pouvoir, les technocrates et les lobbyistes ont su en profiter dans leur stratégie, laquelle a abouti à une destruction partielle, irrégulière, mais inéluctablement progressive, d'un appareil de soins psychiatrique qui, révolutionnaire, avec ses qualités dynamiques et humanistes, était envié par diverses nations.

Mais à ce listing de nos erreurs et fautes du passé, il faut en ajouter une, qui pèse d'un poids trop souvent méconnu : je veux parler de la contamination, dans nos rangs, de notre langage professionnel par un sabir technocratico-politique de la pire espèce.

Ce n'est certes pas là un privilège exclusif de la seule psychiatrie. Qu'on pense, en d'autres domaines, au mot « gouvernance » raffarinade à l'origine, qui escamote le « politique » et son analyse critique ; au mot « territoire », qui vient prendre la place de « populations citoyennes » ; ou encore « le pays », terme qui, dans toutes les sabirs réactionnaires, constitue une entité quasi métaphysique, voire mystique, qui escamote des entités aussi négligeables que « la nation » ou « le peuple ».

En psychiatrie, plus précisément, l'emploi devenu courant, comme naturel allant de soi, d'un certain terme illustre bien ce qu'est le dévoiement politique par le biais de l'intoxication linguistique. Le langage du maître devient celui du travailleur (« l'esclave »). Et ce terme, si souvent employé, l'est le plus souvent avec une fausse allure de progressisme, ce qui est chose courante en matière de mystification.

Il s'agit de la formule (magique ?) « les alternatives à l'hospitalisation ». Cette « tarte à la crème », loin d'être une fine distinction clinico-pratique venant affiner les indications des diverses modalités de traitement, est, tout simplement, crûment, une invitation, une incitation à éviter à n'importe quel prix l'hospitalisation, et, par delà, à participer à la disparition mortifère des lits hospitaliers de psychiatrie.

En effet, de deux choses l'une : ou bien il n'y a pas dans tel cas la moindre indication d'hospitalisation, et on ne voit pas pourquoi il faudrait trouver à tout prix une « alternative » à l'hospitalisation dont l'indication n'existe pas. Il s'agit dans ce cas, plus rigoureusement, de poser et justifier positivement l'indication d'une autre modalité de traitement ; ou bien, il y a bel et bien indication d'hospitalisation, et, dans ce cas, lui trouver absolument, à toutes forces une « alternative » constituerait une aberration frisant l'imposture : chercher midi à quatorze heures...

C'est l'usage qui est fait couramment du terme d'« alternative », qui invite tout simplement nos collègues à rechercher à tout prix la non-hospitalisation, et ceci non sur des critères cliniques-techniques, mais pour des raisons, un but purement (?) comptables : diminuer à tout prix (et lequel ?) le nombre d'hospitalisations ; car « cela coûte cher » et il faut absolument faire des économies ; la suppression soi-disant « justifiée » des lits (les « inadéquats »), est le moyen désormais classique.

Il y a certainement d'autres exemples de ces contaminations pernicieuses de notre langage professionnel par un langage « techno » et non-psychiatrique. Et l'effet de ces substitutions de langage ne s'arrête pas au seul langage, mais s'étend au contenu conceptuel que le langage véhicule. À vous, lecteurs, le plaisir-déplaisir de découvertes en ce domaine, à propos duquel je crois, je crains d'avoir été assez avare en révélations.

Chapitre VII
Que faire ?

I.

La première constatation et prise de position qui s'impose est que ce n'est pas un retraité comme moi qui doit indiquer à ceux qui travaillent encore sur le terrain comment ils pourront et devront travailler, comment et ce qu'on devra faire pour rendre leur travail possible, conforme à leur éthique, et susceptible de donner des résultats dont ils n'auront pas à rougir.

Par contre, là où ces anciens que nous sommes peuvent être utiles, c'est quand l'occasion s'en présente, ils peuvent, forts de leur expérience passée, par leurs observations, éviter que l'on reproduise des erreurs du passé, celles qui, précisément, ont amené à la situation déplorable dans laquelle se trouve présentement la psychiatrie.

Ce que l'on doit constater alors, c'est que le redressement de la situation implique deux nécessités d'ordres différents :

- d'une part, existent des problèmes à régler d'urgence, au plus vite, telles ces insuffisances criantes d'effectifs soignants, menaçant leur fonctionnement, voire leur existence même ; et quand à l'impossibilité matérielle d'effectuer des soins dignes de ce nom, vient s'ajouter la désespérance, voire le dégoût et le désinvestissement des soignants... il est urgent d'apporter au mal des remèdes et réparations véritables. Disons tout de suite que ça ne pourra se faire « à moyens constants », pour employer la formule qui, par le passé, a endommagé gravement la psychiatrie (moyens constants ou soi-disant tels...) et que ça coûtera de l'argent ;
- d'autre part, l'ampleur, la multiplicité, la diversité, la gravité des « dysfonctionnements » sont devenues

telles que le nième replâtrage cosmétique ne saurait opérer une réparation réelle d'un appareil de soins mis à mal, « à bout de souffle » dans sa totalité, qu'une reconstruction totale éventuellement originale, s'impose ;

- il ne saurait être question de confondre les deux problèmes, de penser que la résolution de l'un amènera automatiquement celle de l'autre, les deux opérations ne pouvant d'ailleurs s'effectuer que dans des temps et rythmes différents.

II.

En ce qui concerne les problèmes nécessitant des solutions d'urgence, s'il est exact que la situation n'est pas la même partout, elle est partout dangereuse, et que, pour réparer les dégâts constituant les plus urgentes urgences, il faut en faire le plus vite possible un bilan, pour chaque site, chaque région.

Pour cela, la France dispose malgré tout et partout des appareils de soin et des appareils administratifs qui doivent être capables d'effectuer rapidement ce bilan de « l'existant » et des failles les plus marquantes. Cette collaboration, qui ne doit pas fonctionner à sens unique (des ordres administratifs a priori, appliqués mécaniquement par les équipes soignantes), mais travailler à la constitution d'un vrai bilan, évitant à la fois la pression de surenchères et celle de minimisation systématique des dégâts. Le rôle d'organisation et de vigilance de l'Agence régionale de santé devrait maintenant apparaître ici déterminant, à condition, évidemment, qu'on ne réduise pas son rôle à l'imposition de nouvelles économies.

Il apparaît vite évident aussi que la réparation de tous les dégâts ne saurait s'effectuer d'emblée, immédiatement pour tous, mais devra obéir à un échéancier. Le fait qu'une partie seulement aura sa solution quasi immédiate risque évidemment de décevoir, mais l'essentiel est d'être non plus sur la voie de la continuation de la dégradation, mais sur celle du coup d'arrêt donné à celle-ci ; à condition, bien entendu, que les urgences non réglées d'emblée ne disparaissent pas des préoccupations, et ne soient pas, dès lors, négligées.

Plus que partout ailleurs, l'efficacité de ce travail de sauvegarde devra être évaluée tant sur le plan de l'effectif des personnels concernés[32], que du temps nécessaire pour effectuer les réparations en cause. Et il conviendra alors, pour les personnels concernés et leurs responsables, de trouver les moyens de combler les manques insupportables ; même avec le feu vert des administrations, ce sera difficile : peu de candidats sur le marché, faible attractivité des postes vu l'état présent des conditions de travail, occurrence de nombreuses « fausses bonnes solutions », la plupart déjà essayées et discréditées : médecins généralistes pris comme soi-disant stagiaires en vue de leur qualification comme psychiatres, en fait employés comme appoints de misère, non qualifiés[33] ; « stages » d'intérimaires fournis par des agences spécialisées, solutions très coûteuses et contraires au principe d'une certaine continuité dans les soins ; médecins étrangers sous payés et souvent non qualifiés ; remplacement d'infirmières par des aides soignantes, d'aides soignantes par des A.S.H. (des femmes de ménage). De toutes façons, les solutions de réparation ne doivent pas être aveugles, c'est-à-dire fruits d'une norme administrative a priori : une enveloppe financière limitée à x, et débrouillez vous avec ça, foin de bilan strict des besoins ; ou sous la pression d'une

32 L'affirmation par trop catégorique de la ministre, que « l'augmentation des moyens n'est pas l'alpha et l'oméga des solutions à apporter » ne va pas dans ce sens et semble même l'annonce fâcheuse de futurs refus.

33 De ce genre d'emplois non qualifiés, j'ai connu un exemple à l'issue dramatique.

impatience bien compréhensible, mais qui ne constitue jamais un argument suffisant. De même le culte, malheureusement bien installé dans les mœurs, des bons résultats à court terme, doit être abandonné ; il n'aboutit en règle qu'à des résultats fragiles.

Telles sont les nécessités inhérentes à la réparation urgente des dégâts. En sus de l'urgence de ces solutions, de l'étendue des besoins, intra et surtout extra-hospitaliers, on perçoit bien la difficulté à en trouver les moyens.

III.

En ce qui concerne la reconstruction de l'appareil de soins, il faut se préparer à une tâche longue et difficile. Car il ne s'agit ni de reproduire le système antérieur strictement à l'identique, ni de se baser sur une « *tabula rasa* » du passé, car, malgré le sinistre, l'expérience tirée d'un passé encore récent est loin d'être nulle, certains éléments essentiels pouvant même fournir des éléments à l'armature d'un nouveau projet. Devant une tâche aussi grande et importante, on ne peut que se remémorer l'expérience du *Livre blanc de la psychiatrie*. Celui-ci, loin d'être un document résultant de la spéculation d'étroits spécialistes, professionnels et administratifs, fut l'aboutissement de deux ou trois années de réunions de toutes sortes, lors des années précédant Mai 1968. C'est après ces évènements que surgit l'opportunité de la mise en application des mesures qu'il préconisait, chose facilitée par la présence au ministère de l'Éducation nationale d'Edgar Faure, conseillé par sa fille, notre collègue Sylvie.

Il semble souhaitable de s'inspirer aujourd'hui de la méthode utilisée pour concevoir le livre blanc :

– Renoncer aux solutions venant d'« en haut », ou de ce qu'on considère comme tel ; les solutions guidées par l'expérience ne pouvant venir que de « la base » qu'est le travail de diverses équipes. Travail, dès lors, impliquant, sans exclusive aucune, toutes les catégories de personnels en cause, médecins psychiatres, enseignants ou non, infirmier(e)s, travailleurs sociaux, psychologues, psychanalystes, secrétaires, personnels administratifs locaux ou centraux (ministère). En tout cas, ne pas considérer des visions élitistes comme des garanties de sérieux.

– Opérer, pour ces réunions d'élaboration, tant à l'échelon le plus local (équipes d'unités de soin, de services ou de secteurs, d'hôpitaux spécialisés ou généraux, D.D.A.S.S., ministère, associations de malades ou de familles, le tout devant « remonter » jusqu'au centre d'élaboration du projet.

– Aucun sujet, même connexe, ne doit être exclu des débats, contrairement à la pratique trop connue de débats « où rien n'est exclu »... encore que tel aspect ou sujet soit déclaré « hors sujet » (tel, dans les exposés de madame Buzyn, l'ancien diplôme d'« infirmier de secteur psychiatrique »)... dont le nom même, comme l'existence, n'est pas évoqué.

– L'ampleur du projet ne peut être que vaste, débordant le cadre des effectifs soignants nécessaires : infirmiers, médecins, ce qui implique aussi le mode de leur formation, dont tout le chapitre « enseignement », chapitre ô combien sensible et névralgique, et qui concerne tout le monde, enseignants officiels, ou pas ; reconstruire le recrutement des médecins-psychiatres devra amener non seulement la mise en cause radicale des *numerus clausus*, mais la réforme éclairée de leur mode de formation pratique et théorique, les programmes ; l'attractivité des professions est à reconquérir ; le projet ne peut qu'englober tout ce qui concourt au travail de soin, de l'organigramme du secteur dans toutes ses institutions, aux principes organisant la recherche en psychiatrie. Freud considérait la tâche qui attendait les psychanalystes comme comparable à « l'assèchement du Zuidersee » ; que dire, alors, de ce projet ?

– Un point reste intangible : le service public est tenu d'assurer à toute population des soins de qualité égale, quelle que soit la pathologie en cause, le lieu d'habitation du sujet, etc. C'est, en matière de santé, l'application du principe démocratique. Le maillage en secteurs est la garantie élémentaire que personne ne sera oublié. Donc, pour des raisons de principe démocratique, ce sujet, de base fondamentale d'un service public, est hors de débat et de mises en cause.

Reste que, pour des raisons pratiques, d'économie, le secteur est d'essence et de domaine généraliste. D'où le reproche formulé par certains au secteur de ne pouvoir assumer la spécialisation poussée de certaines branches de la psychiatrie. Certes, des disciplines telles que la gérontopsychiatrie ou l'alcoologie ont connu un développement leur conférant presque une sorte d'autonomie. Et si l'alcoologie et le traitement des toxicomanes a suscité la création d'intersecteurs spécialisés, c'est du fait de la carence de fait de nos collègues et de leurs équipes dans ce domaine, et pas par intention première et peu par choix doctrinal...[34] D'autre part, l'évolution vers de multiples spécialisations n'est progressiste qu'en apparence ; la séparation de disciplines étroitement cloisonnées d'avec la psychiatrie générale a aussi un aspect stérilisant pour les disciplines et pour les praticiens. Certes, on voit mal, aussi, se créer auprès ou au sein de chaque secteur une unité d'alcoologie, de géronto-psychiatrie, etc. On entendrait d'ici les hurlements des gestionnaires criant aux dépenses injustifiées, sans « clientèle » assurée, au « double emploi », etc.

---

34 Personnellement, ce n'était pas mon choix, lui préférant la collaboration de trois secteurs, en hôpital général (Orsay, 91), en extra et intra-hospitalier et en liaison étroite avec les services somaticiens. Mais la solution « intersecteur » m'a paru capable, elle aussi, de combler un vide.

D'ailleurs, en fait, les choses ne se produisent pas ainsi. La plupart des collègues ne sont en règle, ni des psychiatres généralistes absolus, ni des psychiatres étroitement spécialisés dans un domaine particulier, mais des généralistes assumant bien leur rôle dans leur secteur généraliste, mais développant par ailleurs des capacités et une expertise personnelle dans ce qui constitue leur domaine personnel de prédilection (leur « dada » personnel, plaisante-t-on gentiment). Ce peut être la source de collaborations confraternelles à propos de patients posant des problèmes particuliers. Le niveau culturel de la masse des collègues y gagnerait fort. Mais pour que ceci puisse se réaliser, il faudrait rétablir ce que l'ère de la soi-disant « rigueur » (en fait famine) a fait disparaître : à savoir une certaine marge de moyens (extra et intra-hospitalier) et disponibilité, qui permettaient de venir en aide à des collègues ; cette disponibilité-solidarité a disparu avec l'installation de la disette, le triomphe du « chacun pour soi », et on ne peut pas soutenir que c'est là un bien.

Au total, malgré un appoint contestable apporté à une machine de guerre contre le secteur, celui-ci reste un élément décisif, voire la clé de voûte nécessaire à la reconstruction d'un appareil de soin en psychiatrie.

Postface

Réparer d'urgence et reconstruire pour l'avenir l'appareil français de la psychiatrie, vont nécessiter pour tous les participants un énorme et difficile travail. Mais il y a, au bout, la possibilité d'un renouveau et d'un nouveau départ.

Mais il ne faut pas s'en cacher, sur ce chemin demeurent des sujets d'inquiétude :

- Aucune réponse aux problèmes posés, venant des autorités (ministère), n'est aujourd'hui jusqu'ici convaincante, satisfaisante ;
- En économie de la chose, vu la politique générale du gouvernement, peu d'espoir, car madame Buzyn est solidaire de son gouvernement avec son « Augmenter les moyens n'est pas l'alpha et l'oméga... », alors qu'il s'agit non de « moyens nouveaux », mais de réparer d'abord les dommages occasionnés à la psychiatrie ;
- Pour exposer son plan, tout en déclarant avoir consulté les représentants des professions de la psychiatrie, madame la ministre ne s'adresse pas, malheureusement, à l'ensemble de la profession (par exemple la Fédération française de psychiatrie, qu'elle semble ignorer), mais à une partie seulement d'elle, qu'elle considère sans doute comme l'« élite ». Mais on ne fait pas une politique pour, ou calquée sur ce que souhaite l'élite (ou supposée telle), mais pour être appliquée par l'ensemble des professionnels.

Table des matières

Structures éditoriales du groupe L'Harmattan

L'Harmattan Italie
Via degli Artisti, 15
10124 Torino
harmattan.italia@gmail.com

L'Harmattan Hongrie
Kossuth l. u. 14-16.
1053 Budapest
harmattan@harmattan.hu

L'Harmattan Sénégal
10 VDN en face Mermoz
BP 45034 Dakar-Fann
senharmattan@gmail.com

L'Harmattan Cameroun
TSINGA/FECAFOOT
BP 11486 Yaoundé
inkoukam@gmail.com

L'Harmattan Burkina Faso
Achille Somé – tengnule@hotmail.fr

L'Harmattan Guinée
Almamya, rue KA 028 OKB Agency
BP 3470 Conakry
harmattanguinee@yahoo.fr

L'Harmattan RDC
185, avenue Nyangwe
Commune de Lingwala – Kinshasa
matangilamusadila@yahoo.fr

L'Harmattan Congo
67, boulevard Denis-Sassou-N'Guesso
BP 2874 Brazzaville
harmattan.congo@yahoo.fr

L'Harmattan Mali
Sirakoro-Meguetana V31
Bamako
syllaka@yahoo.fr

L'Harmattan Togo
Djidjole – Lomé
Maison Amela
face EPP BATOME
ddamela@aol.com

L'Harmattan Côte d'Ivoire
Résidence Karl – Cité des Arts
Abidjan-Cocody
03 BP 1588 Abidjan
espace_harmattan.ci@hotmail.fr

L'Harmattan Algérie
22, rue Moulay-Mohamed
31000 Oran
info2@harmattan-algerie.com

L'Harmattan Maroc
5, rue Ferrane-Kouicha, Talaâ-Elkbira
Chrableyine, Fès-Médine
30000 Fès
harmattan.maroc@gmail.com

Nos librairies en France

Librairie internationale
16, rue des Écoles – 75005 Paris
librairie.internationale@harmattan.fr
01 40 46 79 11
www.librairieharmattan.com

Librairie l'Espace Harmattan
21 bis, rue des Écoles – 75005 Paris
librairie.espace@harmattan.fr
01 43 29 49 42

Lib. sciences humaines & histoire
21, rue des Écoles – 75005 Paris
librairie.sh@harmattan.fr
01 46 34 13 71
www.librairieharmattansh.com

Lib. Méditerranée & Moyen-Orient
7, rue des Carmes – 75005 Paris
librairie.mediterranee@harmattan.fr
01 43 29 71 15

Librairie Le Lucernaire
53, rue Notre-Dame-des-Champs – 75006 Paris
librairie@lucernaire.fr
01 42 22 67 13

www.ingramcontent.com/pod-product-compliance
Lightning Source LLC
LaVergne TN
LVHW010936061026
849535LV00007B/2423
* 9 7 8 2 3 4 3 1 8 4 6 3 0 *